不上火不焦虑不失眠

赵国东　李雪明　主编

中国科学技术出版社
·北京·

图书在版编目（CIP）数据

不上火不焦虑不失眠 / 赵国东，李雪明主编.

北京：中国科学技术出版社，2024.12. -- ISBN 978-7
-5236-0959-0

Ⅰ. R212

中国国家版本馆 CIP 数据核字第 2024GS2661 号

不上火不焦虑不失眠

策划编辑	崔小荣　卢紫晔　孙海婷
责任编辑	李　洁
封面设计	红杉林文化
正文设计	中文天地
责任校对	吕传新
责任印制	李晓霖

出　　版	中国科学技术出版社
发　　行	中国科学技术出版社有限公司
地　　址	北京市海淀区中关村南大街 16 号
邮　　编	100081
发行电话	010-62173865
传　　真	010-62173081
网　　址	http://www.cspbooks.com.cn

开　　本	710mm×1000mm　1/16
字　　数	207 千字
印　　张	14.5
版　　次	2024 年 12 月第 1 版
印　　次	2024 年 12 月第 1 次印刷
印　　刷	河北鑫兆源印刷有限公司
书　　号	ISBN 978-7-5236-0959-0 / R・3322
定　　价	79.80 元

编 委 会

前 言

　　"上火"既是一种中医学理论，又是老百姓对某些疾病或症状的简称，如咽喉干痛、两眼红赤、鼻腔热烘、口干舌痛、烂嘴角、流鼻血、牙痛等，有关的知识介绍也有很多，几乎每个人都可以讲出一些实际经历和应对方法来。正确认识"上火"，引导人们更好地防治"上火"，对增强体质，抵抗疫病，提高健康水平具有现实意义。

　　治疗"上火"自我调理时应首选饮食、运动、心理调适等相对安全的"降火"措施，也可以遵照中医理论辨证论治选用中药。要注意的是，不可长期大量服用清热类中药，以免伤脾阳、生寒湿。

　　现代社会高速发展，来自工作、生活等方面的心理应激因素逐渐增加，处于焦虑情绪下的人也越来越多。愉悦的情绪能消除精神和身体疲劳，驱散忧虑，减轻痛苦和烦恼，是有利于疾病痊愈的"灵丹妙药"。此外，积极的情绪对人的影响是多方面的，可以提高人的身心健康水平，增强社交能力，促进工作和学习的效率，拓展思维和眼界。因此，我们应该科学生活不焦虑，以更好地应对生活中的挑战和困难。

　　人一生中有三分之一的时间是在睡眠中度过的，睡眠作为生命必需的过程，是机体复原、整合和巩固记忆、维持生理功能的重要环节，是健康不可缺少的组成部分。但是，现代人的生活节奏越来越快，社会竞争越来越激烈，失眠患者也越来越多。

　　失眠的原因多种多样，包括环境因素、生理因素、心理因素、药物因素及生活习惯等因素。患者可以通过自我调节来克服失眠，日常生活中做到自我治疗、自我调养，才能获得更好、更持久的疗效。

编者

2024 年 7 月

目 录

第二部分　科学生活不焦虑

第四章 心理调节防治见效快 / 127

第三部分　科学生活不失眠

第一章 我们为什么会失眠 / 140

第一部分
科学生活不"上火"

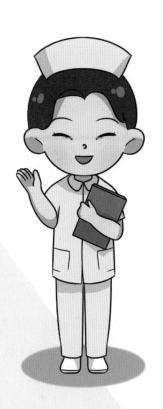

第一章　正确认识人体的"火"

1　身体中的"火"是什么

日常生活中，当有人口舌生疮，唇裂齿痛，心情烦躁，我们常常说他"上火"了，那到底什么是"火"呢？"上火"一说究竟有没有科学根据呢？是不是"火"对于我们的身体健康百害而无一益呢？

中医认为，火是五行之一，代表着五种基本物质的一种，非是我们肉眼看到的火，而是根据"取象比类"的方法，将火的特性与人体内的生理、病理现象进行类比来指导实践的。火与其他木、土、金、水四种物质共同运行不息，演绎着各种复杂的自然现象。

火属阳，是一种有形无迹的热力，具有急、烈、炎、热的特性。《温热经纬》中说："土遇之而焦，金遇之而熔，木遇之而焚，水遇之则涸，故《易》曰，燥万物者，莫膜乎火。"这已充分说明火的特性。根据"火日炎上"，火具有的温热、向上升腾的抽象特点，如表示方向的"南"、季节的"夏"、气候的"暑"、颜色的"赤"、五味的"苦"等都属于"火"。人体的脉，五脏的心，五官的舌，形态的笑，情态的喜，也都属于"火"。生理功能所表现的正常体温和热力属"火"，如中医经典《黄帝内经》中写道："南方生热，热生火，火生苦，苦生心。"病理过程所反应的亢进现象也属"火"。

人体在正常条件下表现出生气和"阳气旺盛"的现象，就是生理的"火"。但人体的"火"不能过盛或过衰，否则就会阴阳失衡，出现相应病症，例如过衰，阳气失养，体温下降，形成"独阴无阳"的阴寒症，古人所谓"无火化属血寒"；如过盛，火势亢烈，成为病理之"火"，烁阴为"阴火"，烁阳为"阳火"，发于内为五志火，发于外为六淫火，具体表现是体温过高，液体枯竭，上部充血，精神亢奋等状态。所以人体在病因作用下，功能所反应的亢进现象，多为病理之火。

在病因学说中，火为外感六淫之一，常与热、温并称，均为阳盛所生，只是程度上有所差异，火为热之极，温为热之渐。在病机学说中，火则是从内而生，成为体内的一种病理产物，导致人体组织器官的各种病理变化。内生之火，又称"内火"或"内热"，由于阳盛有余，或阴虚阳亢，或由于气血郁滞，或由于病邪的郁结，产生火热内扰，人体阴阳失于平衡，脏腑功能发生紊乱，使某些功能处于相对亢奋的病理状态，即民间所谓的"上火"。从中医理论的视角看，百姓对"上火"的理解是凭火热症状的直觉，虽说是表象，但也符合情理，如心火亢、肝火旺是情志过极之火，口腔、咽喉、头面的不适均符合火性上炎的特点。

❷ 西医如何看待身体中的"火"

"上火"是中医的说法，但在西医中却有着不同的解释。从西医来看，上火的种种表现往往是局部感染，比如口唇周围、咽部等的感染，还有牙龈红肿、出血等，这些都是炎症的表现。西医认为"上火"是一种应激性疾病，这和人体的免疫功能下降有关。现代人的饮食和生活习惯都不大健康，吃得太好，摄入的营养和热量太高，肠道无法正常吸收或排解，积聚在体内形成毒素，长此以往会滋养细菌，降低免疫力。

对于"上火"的治疗，人们的认识较为一致，那就是选用清热泻火解毒中药，如口服金银花、板蓝根、大黄、番泻叶、苦丁茶、牛黄解毒片、一清胶囊等，或使用抗菌消炎的西药治疗。而在生活中采用这种清火的方法常常无效，来医院就诊的患者就属于这类人群。其实，中医学对火及其致病机理的认识具有一整套的学说，由于人们对"上火"的理解停留在表面的直觉上，治疗手段也就相对单一，取效就不理想了。

3 "上火"后如何分类

认识"上火"，首先要区分"上"的是内火还是外火。外火就是六淫外邪中的火热之邪，如在长夏（高温季节）从外界感染了因太阳光烤晒的暑气引起身体的"发热"等症状。除热可以化火外，风、寒、暑、湿、燥"五气"在一定条件下也能化火，如风热病出现直视、抽搐、角弓反张等，称为风邪化火；暑病面赤身热、大汗烦渴等，称为暑邪犯火；湿热后期，唇焦舌燥、神昏谵语等，称为湿邪化火；燥气便秘、咳嗽咯血等，称为燥气化火；伤寒后期，舌绛心烦、咽痛失眠，称为寒邪化火。

一般来说，因外界环境因素所致的"上火"相对比较容易治疗。治疗较为困难的是从内而生的"上火"，其发病机理复杂，症状杂乱，如症见口腔溃疡、咽喉疼痛、眼睛红赤干涩、牙龈肿痛、声音嘶哑、吞咽困难、口臭、长青春痘、心跳加快、颜面潮红、全身燥热、心绪不宁、食欲下降、小便发黄、大便秘结，还有些人的嘴唇、口角甚至脸部起疱疹，鼻腔热烘火辣，嘴唇干裂，这些更多的是"内火"所致。

根据部位，"上火"又可分上焦火、中焦火及下焦火。中医把头昏、咽喉肿痛等偏上部位的火热症状叫作"上焦火"，把烦热口渴、干咳、胃脘痛等中间部位的火热症状叫作"中焦火"，把便秘、尿赤等偏下部位的火热症状叫作"下焦火"。

4 心火、肝火、肺火、胃火有何不同

心火：中医认为心是君主之官，是人体的主宰，而心火则是温暖全身的主要热量内源。如果心火太旺，便会出现心烦、心悸、失眠、口舌生疮、小便赤黄等症状。常用黄连、莲子芯等药物清心泻火。

肝火："暴怒伤肝，五志化火。"有些人心胸狭小，沉郁寡欢，遇事心烦易怒，从而导致肝郁气滞而肝火上炎。通常表现为头痛、头晕、面红耳赤、口苦咽干、胸闷胁疼。中医常用龙胆草、夏枯草等药调治，可获良效。

胃火：由于饮食不节，嗜酒、过食肥甘辛辣厚味，形成"食积"。生热化火，以致胃火炽盛。症状为胃部灼热疼痛、口干口臭、腹痛便秘、牙龈肿痛等。多以山楂、生石膏、铁树叶等药物泻胃清火。

肺火：或因气候骤然变化，身体不能适应；或由于劳倦过度，消耗了过量的体内阴液，从而引发肺火亢奋，这在老年人群体中是比较多见的。其表现主要是呼吸气粗、高热烦渴、咳吐稠痰，甚至痰中带血。中医多用黄芩、桑白皮、甘草等药清肺火。

⑤ 如何区分"虚火"和"实火"

中医认为，内火中可分为虚、实两类，实火多源于阳气有余，或邪郁化火等，其病势较急，病程较短，胃肠、心、肝胆多实火，表现出牙龈疼痛、咽喉干痛、口舌生疮、口渴口苦、大便干结等症状；虚火多源于精亏血少，阴虚阳亢，虚火上炎，其病势较缓，病程较长，多表现为肺、肾阴虚症状，比如出现燥热、盗汗、口热干燥不欲饮、心烦、失眠、耳鸣、头晕等症状，老年人及慢性消耗性疾病者易出现。至于治疗，原则是实火宜泻，虚火宜补。

值得一提的是，辨别内火中的实火与虚火不能简单化，具体到某一个人实际情况更为复杂。比如有的人也许饮食不消化造成积滞，郁而化火，但是他的身体素来虚弱，这就是虚实夹杂的一种情况；反过来，有的人也许几天未休息好，过度疲劳，阴虚火旺，但是他的身体素来强壮，这也是虚实夹杂，

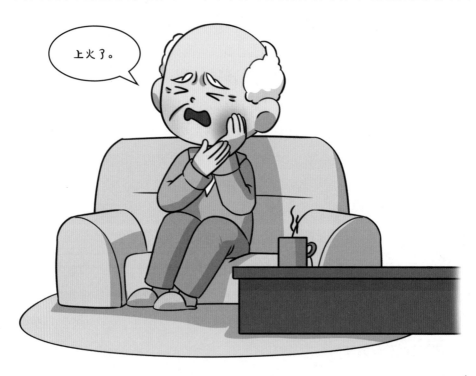

这时治疗也要补泻兼施了。可见，对于"上火"，切不可不管内火外火、虚火实火，统统投以清泻降火之剂。

⑥ 怎样认识身体中的"火"

人体内的看不见的"火"，它虽非自然界熊熊燃烧的烈火，却有着火的某些特性，能够产生温暖和力量、提供生存的能源、推动生命的进程。这种"火"被中医学称之为"命门之火"或"阳和之火"，它产生的热与能是一切功能活动的主要动力，《黄帝内经》中所谓"少火生气"就是这个意思。

生命力这朵火苗给身体以温暖，推动机体的运转。明朝医学家张景岳曾经用"天之大宝，只此一丸红日。人之大宝，只此一息真阳"形容它的珍贵。生命总是和温暖联系在一起的，特别是当我们在长途跋涉、又冷又饿、看到远处的炊烟的时候，更能体会到这一点。所以正常的生命力其实就是从炽热大火缩小而成的一朵温暖火苗。我们都很自然地用"火"来称呼生命力，比如"傻小子睡凉炕全凭火力旺""小孩屁股三把火""年轻人火力大""老年人火力不足"，等等。

⑦ 人为什么会"上火"

导致"上火"的原因很多，可以概括为以下几个方面：

（1）天气变化：天气骤然发生变化而身体来不及适应，如受寒、中暑、伤风、淋湿等使皮肤的感觉器官或呼吸道黏膜遭受到不良刺激，导致"上火"。

（2）精神刺激：现代社会的生活节奏非常快，人们的身心随时随地都在紧张地应付着外界环境的变化，例如各种人际关系、繁忙的工作、沉重的负担等，越来越多的人过度紧张、焦虑、压抑，这就扰乱了人体正常的生理节奏，引起"上火"。

（3）饮食失调：有些人喜欢抽烟喝酒、嗜咸喜辣，有些人爱吃油炸、煎烤、熏制食品，有些人爱吃糖果、巧克力、瓜子等，零食不断，这些都很容易引发"上火"。

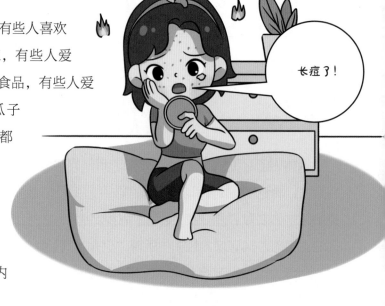

长痘了！

（4）阴液亏虚：过度劳累，或过度节食减肥，导致体内阴液不足，虚火内生，继而"上火"。

败火就是针对"上火"的原因，把"上火"的源头掐断。

8 "上火" 切勿太大意

不仅"上火"引起的口舌生疮、牙龈肿痛、便秘等症，会令人不舒服，而且"上火"还可能引发或加重某些疾病。临床观察表明，常见的急性结膜炎、鼻炎、鼻出血、扁桃体炎、牙周炎、痤疮、便秘、胃脘热痛、尿道感染等疾病，常与火邪或热毒太盛有关。"火热之邪"易竭耗阴液，导致血液浓稠，造成循环功能障碍或血流不畅。

老年人（或心脑血管病患者）"上火"，还可能引起高血压、脑卒中等病急性发作。中医认为，"火邪"致病，可能会使人体内有毒代谢物，如乳酸、肌酸、肌酐、尿酸及含氮的有机化学物积滞在体中，损害肝、肾等脏器。我们及时清除体内的热毒之邪，有助于避免相应的并发症发生。

怎样才能不"上火"

第一，调摄心情

善于调节心情，尤其不能大喜大悲，任性放纵。中医认为气郁引起"肺火"、大怒引起"肝火"、过饱引起"脾胃火"、思虑过度引起"心火"、房事过度引起"肾火"都会损伤身体。因此，要避免五脏"起火"就不能常生闷气、发脾气和整天愁眉苦脸。历史上有伍子胥过昭关"一夜愁白了头"、诸葛亮"三气周瑜吐血而死"的传说是有道理的。俗话说："心宽体胖，积郁成疾"，心宽、乐观，即使有病也易好得快，"心宽则火降"。可以尝试闭目养神与静坐，闭目可帮助我们排除杂念，静坐可采取莲花坐姿，双手合十，闭上双眼，集中精神，在慢慢深吸气的同时从 1 数到 5，然后再缓慢地呼气。

第二，调控饮食

"上火"者饮食要清淡，多吃蔬菜水果，以松软稀酥、易于消化和吸收的食品为主，不用葱、姜、生蒜、花椒、辣椒等辛辣调味品，不吃油炸、煎烤、

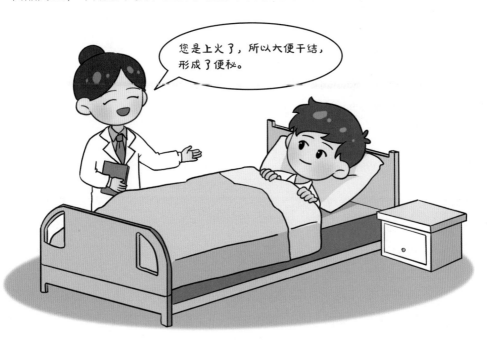

熏制食物。多喝水，每天至少饮用 1500 毫升白开水，因为水能帮助排出毒素，并补充机体"上火"而消耗的水分，少喝最好不喝碳酸饮料、咖啡、烈酒、浓茶。不滥用中药补品及煲汤进补，不为赶时间放弃一顿饭，也不为一席佳肴而暴饮暴食，注意节制，定时定量。"上火"症状轻微时，可以适当吃一些凉性的食物，如新鲜绿叶蔬菜、梨、葡萄、橙子、柿饼、藕、黄瓜、莲子、豆腐、冬瓜、丝瓜、芦笋、绿茶、蜂蜜等。

第三，适当服药

现在许多中成药都是非处方药，药店里就能买到。对于临床表现很典型容易归类的"上火"，可以买些中成药服用，但若服用药物 7 天后症状没有好转，或者 3 天内症状加重，应及时去医院就诊。

心火炽盛：可选用泻心汤、导赤散、牛黄清心片。

肝火亢盛：可选用龙胆泻肝汤、栀子金花丸、当归龙荟丸。

肺火亢旺：可选用泻白散、清肺抑火丸、牛黄上清丸、桑菊片、芎菊上清丸。

胃火亢盛：可选用泻黄散、清胃散、清胃黄连丸。

阴虚火旺：可选用知柏地黄丸、杞菊地黄丸。

目赤肿痛：外用菊花泡水洗眼。

口腔溃疡：外用冰硼散或锡类散涂于患处。

10 常见"去火"误区有哪些

误区一：小儿"上火"就要清泻

中医认为，小儿是纯阳之体，就是说小儿的阳气充盛，以促进机体的快速生长。同时小儿易饥易饱，饮食无节，尤易积食。所以小儿也容易"上火"。有的妈妈一见孩子嗓子疼，就赶紧买来泻火的药喂孩子，孩子吃完了就腹泻。家长觉得这样挺好，火都泻出去啦。其实这是不对的。因为小儿的消化系统尚未发育完全，清火药药性寒凉，容易损伤脾胃，腹泻就是脾胃受损的表现，小儿的脾胃一旦严重受损，不能吸收充足的营养供生长需要，就会进一步影响消化系统的发育，形成一个恶性循环，进而影响孩子的身体健康。所以小儿"上火"，应以调理为主，最好去医院治疗，辅助治疗有多喝水、多吃新鲜水果和蔬菜、少吃刺激性的食物等。

> 上火的原因非常复杂，有身体的内因也有身体的外因。

误区二：为了预防"上火"经常吃"去火"药

有的人"上火"上怕了，所以就下定决心灭火，隔三岔五、有事没事吃点牛黄上清丸之类的，号称在"上火"前灭火，这样也是不对的。因为前面提到过，正常的火发挥着温煦身体、推动身体各项生命活动的功能，火如果不亢旺，对人体是有益而无害的。如果人体内没有了"火"，五脏六腑得不到温养，阳气得不到生化，人就会缺少生命力。曾有一女性患者，因为中学时经常嗓子疼，觉得自己是易"上火"体质，上大学后常常自己用石膏、金银花泡水喝，结果一段时间后，月经开始推迟并量少，又不得不把注意力转为调理月经，这样做真是得不偿失。正确的预防"上火"的方法，应该是调畅情志，保持住所的干净卫生和寒温适宜，进行适当的体育锻炼，合理搭配饮食等，可以适度地吃一些凉性的食物，但千万不能一味地服"去火"药进行预防。

11 感冒是不是"上火"了

感冒，指百姓所说的"普通感冒"，在中医理论中，通常认为是机体感受了外界的"邪气"，症状体现在人体肌表的一种病症。"上火"是人体内的"火"绝对或相对增多，引发的一系列密切相关的症候群的总称。一个是疾病，一个是病机的抽象和症状的表现，二者是不能等同的。由于个人内在的体质不同，感受的"邪气"有风、寒、暑、湿、燥、热的不同，感冒的症状虽都是体现在五官和肌表，但各有区别。

随着温室效应越来越严重，夏天炎热，冬天不冷，屋里还有暖气，老百姓的感冒通常以风热感冒为主，其症状中有很多类似"上火"的表现，比如

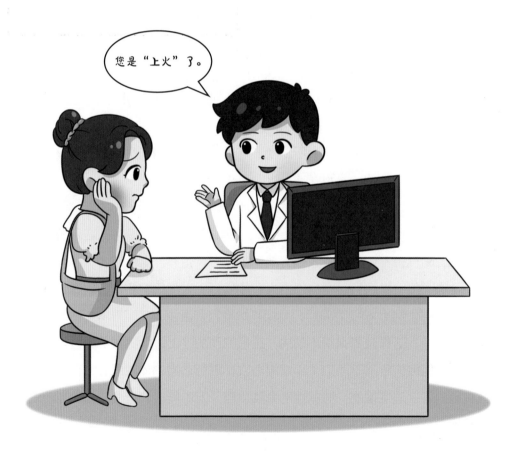

嗓子疼痛、咳嗽、咽干口渴、牙周疼痛等，这就是感冒容易和"上火"相混的原因。在治疗上，风热感冒和"上火"，都用清热之法，但感冒所受的"邪气"来自外界，症状集中于人体的肌表，并没有深入肌里，所以感冒的治疗是以向外疏散"邪气"为主，总的来说就是疏风清热，有清有散，使邪气从表而解，选用的中药一般是桑叶、菊花、薄荷等，一般不会用特别寒凉的清热泻火之品，以防止药物过于寒凉，损伤了人体的抵抗力，使得停留在肌表的"邪气"内陷脏腑，出现更为严重的症状。

当然，并不是所有的感冒都是风热型感冒。如果冬天穿着一条薄薄的裤子在溜冰场上玩一天，很有可能会感冒，这时的症状主要是头疼、打喷嚏、流鼻涕、怕冷，此种感冒是风寒感冒，没有"上火"的症状，治疗上也就不能清火，而是疏风散寒。可见，感冒与"上火"既有区别，又有联系，只要感冒就吃清热泻火药也是不对的。

第二章 食物"去火"一箩筐

1 绿豆

绿豆性凉味甘，清热解毒。《本草纲目》云："绿豆，消肿治痘之功虽同于赤豆，而压热解毒之力过之。且益气、厚肠胃、通经脉，无久服枯人之忌。外科治痈疽，有内托护心散，极言其效。"并可"解金石、砒霜、草木一切诸毒"。以绿豆煮汤常服有清热解毒的作用，对有痤疮、时常进食煎炸肥腻之品的青年人大有裨益。

夏天在高温环境工作的人出汗多，水液损失很大，体内的电解质平衡易遭到破坏，服用绿豆汤能够清暑益气、止渴利尿，还能及时补充无机盐，对维持水液电解质平衡有着重要意义。此外，绿豆粥也有类似功效。依据绿豆的药理作用，绿豆粥也有抗菌抑菌、降血脂、抗肿瘤、解毒等作用。

▶ "去火"食谱

绿豆汤

组成：绿豆150克。

做法：绿豆洗净加入适量清水用大火煮沸10分钟，取汤冷后饮用。

百合莲子绿豆粥

组成：大米100克，百合（干）20克，莲子30克，绿豆50克，冰糖适量。

做法：（1）将大米、绿豆用清水洗净，百合用水泡开后洗净切小块；

（2）莲子去芯洗净；

（3）锅内加适量水烧开，加入大米、莲子、绿豆煮开；

（4）转中火煮半小时，加入百合、冰糖煮开即可。

绿豆银花汤

组成：绿豆 100 克，金银花 20 克。

做法：（1）将绿豆和金银花用清水洗净；

（2）水煎 15 分钟，取汤冷后饮用。

绿豆茶叶冰糖汤

组成：绿豆 50 克，茶叶（以红茶或普洱茶为佳）5 克，冰糖 15 克。

做法：（1）绿豆洗净，放入清水浸泡半小时，放入砂锅，加水 3 碗煮至 1 碗半；

（2）再加入洗净的茶叶煮 5 分钟，放入冰糖拌化即可。

2 黄瓜

明代李时珍的《本草纲目》写道："张骞使西域得种，故名胡瓜。"黄瓜性凉味甘，具有清热利水，解毒消肿，生津止渴之功效。对于体形肥胖又有"上火"之象的人，食用黄瓜最为合适。

黄瓜富含维生素 E 和黄瓜酶，尤其是小黄瓜，除了润肤、抗衰老外，还有很好的细致毛孔的作用，其作用机理是鲜黄瓜中所含的黄瓜酶是一种有很强生物活性的生物酶，能有效地促进机体的新陈代谢，扩张皮肤毛细血管，促进血液循环，增强皮肤的氧化还原作用，因此黄瓜在多种护肤品中应用。

▶ "去火"食谱

黄瓜皮蛋汤

组成：黄瓜 300 克，松花蛋（鸭蛋）100 克，盐 2 克，胡椒 1 克，淀粉 20 克，植物油 30 毫升。

做法：（1）将黄瓜洗净，切片待用；

（2）将松花蛋去壳，切成 8 块，裹上淀粉，下油锅炸至金黄色待用；

（3）烧鲜汤煮沸后下黄瓜、松花蛋，继续煮沸后加入盐、胡椒即可。

杜仲黄瓜汤

组成：黄瓜 300 克，杜仲 25 克，鸡蛋 50 克，料酒 10 毫升，姜 5 克，大葱 10 克，盐 3 克，植物油 25 毫升。

做法：（1）将杜仲去粗皮后润透，切成丝并炒焦；

（2）黄瓜洗净，切成薄片；

（3）鸡蛋磕入碗内，搅散；

（4）姜切成片，大葱切成段；

（5）将炒锅置武火上烧热，倒入植物油，待油烧至六成热时，加入姜片、葱段爆香；

（6）加入杜仲及 1800 毫升清水煮 15 分钟；

（7）加入黄瓜片、鸡蛋液、盐、料酒即成。

紫菜黄瓜汤

组成：黄瓜 150 克，干紫菜 15 克，盐、香油、酱油均适量。

做法：（1）先将黄瓜洗净切成菱形片状，紫菜洗净撕成小片（干紫菜需提前用温水泡发），锅内加入适量清汤，烧沸后，放入黄瓜、盐、酱油；

（2）煮沸后撇去浮沫，放入紫菜，淋上香油调匀即成。

3 苦瓜

《本草纲目》中记载苦瓜："苦，寒，无毒。除邪热，解劳乏，清心明目。"清代王孟英的《随息居饮食谱》说："苦瓜味苦性寒。涤热，明目，清心。"对于人体心肝火盛、暑邪等有清暑降火之功。

苦瓜具有特殊的苦味，但仍然受到大众的喜爱，这不单纯因为它的味道特殊，还因为它具有神奇的药用功效。苦瓜含有苦瓜皂苷，具有降血糖、降血脂、抗肿瘤、预防骨质疏松、调节内分泌、抗氧化、抗菌以及提高人体免疫力等药用和保健功能。

苦瓜虽苦，但却不会把苦味传给"别人"，如用苦瓜烧鱼，鱼块不会沾苦味，所以苦瓜又有"君子菜"的雅称。

▶ "去火"食谱

苦瓜粥

组成：苦瓜 100 克，粳米 50 克，冰糖适量，盐 3 克。

做法：（1）将苦瓜清洗后去瓤，切成小块备用；

（2）将淘洗干净的粳米入锅，加水适量，用旺火烧开；

（3）将粳米煮至半熟，放入苦瓜块、冰糖、盐；

（4）转用文火熬煮成稀粥即可。

苦瓜瘦肉煲

组成：猪瘦肉 100 克，苦瓜 60 克，盐 3 克，淀粉 2 克，蚝油 5 毫升，植物油适量。

做法：（1）将猪瘦肉洗净，捣烂如泥；

（2）加入蚝油、盐、淀粉与猪肉泥混合均匀；

（3）苦瓜洗净，横切成筒状，每块长约 5 厘米，挖去瓜瓤，填入猪瘦肉泥；

（4）起油锅，下苦瓜块大火炸片刻，用漏勺捞起，放入瓦锅内，加水少量，文火焖 1 小时，瓜烂味香即成。

凉拌苦瓜

组成：苦瓜 100 克、酱油 10 毫升、豆瓣酱 20 克、熟植物油 9 毫升、盐 2 克、辣椒丝 25 克（根据个人口味调整）、蒜泥 5 克。

做法：（1）将苦瓜洗净、去瓤后，切成约 1 厘米宽的条状，用滚开水煮约 1 分钟，使苦瓜条变色捞起；

（2）将苦瓜条、辣椒丝和盐混合，腌制片刻后控出多余水分，加入凉开水浸凉再沥干；

（3）将酱油、豆瓣酱、蒜泥和熟植物油混合搅拌成调味汁；

（4）将调味汁倒入沥干水分的苦瓜条中，充分拌匀即可。

4 冬瓜

　　冬瓜主要产于夏季，取名冬瓜是因为瓜熟之际，表面有一层白色粉状的东西，就像冬天所结的白霜。《本草再新》写道："清心火，泻脾火，利湿去风，消肿止渴，解暑化热。"指出冬瓜有清心及脾胃之火，解暑之功。现代中医认为冬瓜味甘淡，性微寒。冬瓜有清热解毒、利水消痰、除烦止渴、祛湿解暑的功用。冬瓜可用于心胸烦热、小便不利、肺痈咳喘等。

　　冬瓜可降血糖、降血压、降血脂，因含丰富的维生素 C，且钾含量高，钠含量低，所以十分适合需食用低钠食物的高血压、肾脏病、浮肿病等患者。此外，冬瓜的减肥美容功效也不可小觑。据《本草纲目》记载：冬瓜瓤白，绵软，用它洗脸、洗身，可除肤褐斑，令肤色柔软光洁、白皙。《晔子本草》亦提及它能治疗皮肤炎症，令肤色润泽；冬瓜子是古代面脂方中的常用药。

▶ "去火"食谱

冬瓜排骨汤

组成：排骨 300 克斩段，冬瓜 600 克切块（去皮、去籽），枸杞 10 克，姜 4 片，小葱葱花适量，料酒 30 毫升，盐适量。

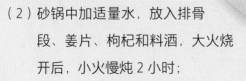

做法：（1）排骨段洗净控干，锅内加水烧开，下排骨煮尽血水，捞出；

（2）砂锅中加适量水，放入排骨段、姜片、枸杞和料酒，大火烧开后，小火慢炖 2 小时；

（3）再投入冬瓜块继续炖约 30 分钟，直到冬瓜变得透明软烂；

（4）调入适量盐、撒上葱花即可。

凉拌冬瓜条

组成：冬瓜 500 克，芝麻酱 100 克，酱油 10 毫升，味精 2 克。

做法：（1）冬瓜去皮去瓤，切成条状，放入开水锅中烫透取出，盛在盘中；

（2）芝麻酱和酱油、味精调成卤汁浇在冬瓜条上即可。

三鲜冬蓉羹

组成： 冬瓜 400 克，冬笋 30 克，香菇（鲜）30 克，虾仁 30 克，鸡蛋 1 枚，鸡精 2 克，盐 3 克，料酒 5 毫升，白胡椒粉 1 克，淀粉 15 克，葱姜汁适量。

做法：（1）将冬瓜洗净去皮、去籽，加入葱姜汁打碎，用微波炉中火加热 3 分钟，取出备用；

（2）冬笋、香菇洗净，切成细丝；

（3）虾仁从背部切一刀去虾线，加入鸡精、料酒、盐、淀粉上浆；

（4）鸡蛋打入碗内，蛋黄捞出，蛋清搅匀备用；

（5）锅内加入适量开水，将浆好的虾仁焯一下，取出；

（6）锅内剩余的水撇去浮沫，加入冬瓜蓉、冬笋丝、香菇丝，烧沸；

（7）最后加入盐、鸡精、白胡椒粉调好味；

（8）淀粉用冷水调匀，下入锅内勾稀芡，加蛋清搅匀；

（9）最后放入虾仁煮熟，即可盛起食用。

5 马齿苋

马齿苋起源于印度，《本草纲目》记载："散血消肿，利肠滑胎，解毒通淋，治产后虚汗。"中医认为马齿苋可清热解毒、利水去湿、散血消肿、润肠杀菌、消炎止痛、止血凉血，其种子有明目之功。马齿苋主治肠炎、肾炎、产后子宫出血、便血、乳腺炎等病症，很适合四季作食疗用品，对于血热的人更是佳品。

经研究，马齿苋含有丰富的脂肪酸及维生素 A 样物质：脂肪酸是形成细胞膜，尤其是脑细胞膜与眼细胞膜所必需的物质；维生素 A 样物质能维持上皮组织如皮肤、角膜及结合膜的正常机能，参与视紫红质的合成，增强视网膜感光性能，也参与体内许多氧化过程。

▶ "去火"食谱

马齿苋炒鸡蛋

组成：马齿苋 60 克，鸡蛋 4 个，食用油、盐、料酒、酱油各适量。

做法：（1）将马齿苋用温水泡 10 分钟，摘去根、老黄叶片，清水洗净，切成段备用；

（2）把鸡蛋打散，加入马齿苋调匀，加盐、料酒、酱油调味；

（3）炒锅中加食用油烧热，将马齿苋和鸡蛋液混合物倒入锅内炒熟，趁热食用。

6　芦荟

芦荟，原产于地中海和非洲，据考证的野生芦荟品种 300 多种，主要分布于非洲、南美洲等地。目前，据考察可食用的芦荟品种只有 6 种，而当中具有药用价值的芦荟品种主要有：洋芦荟、库拉索芦荟、好望角芦荟、元江芦荟等。《本草纲目》中关于芦荟性味写道：苦、寒、无毒，主治热风烦闷、胸膈间热气、明目镇心、小儿癫痫惊风、疗五疳、杀三虫及痔病疮瘘、解巴豆毒。芦荟性味苦，寒，归肝、胃、大肠经，有泻下通便，清肝泻火，杀虫疗疳之功。芦荟多用于热结便秘，惊痫抽搐，小儿疳积，外治癣疮。

据科学研究发现，芦荟中有不少成分对人体皮肤有良好的营养滋润作用，且刺激性少，对皮肤粗糙、面部皱纹、疤痕、雀斑、痤疮等均有一定疗效。因此，芦荟提取物可作为化妆品添加剂，配制成防晒霜、沐浴露等。对于轻度的撞伤、挫伤、足癣、冻伤、皮肤皲裂、疣等，也可以使用芦荟来治疗，具有一定效果。现代研究显示，芦荟叶含芦荟大黄素、异芦荟大黄素及芦荟苦味素等，药理实验有泻下、抗癌作用（尚处于实验阶段，且不适用于所有人）。芦荟花性寒，味苦涩，有清热、止咳、止血功效。

▶ "去火"食谱

香菇烧芦荟

组成：鲜香菇 150 克，冬笋 100 克，甜椒 50 克，芦荟 10 克，土豆 50 克，食用油、鸡精、食盐各适量。

做法：（1）将香菇切成片备用；

（2）冬笋切片（片薄吃起来口嫩），甜椒切成小块，芦荟切片，土豆切片；

（3）将上述材料放入油锅内旺火炒熟，加食盐、鸡精调味，盛入盘内即可。

7 豆芽菜

豆芽菜是黄豆芽、绿豆芽、黑豆芽和小豆芽的总称，是中国传统的蔬菜。《本草纲目》中记载：惟此豆芽白美独异，食后清心养身。古人赞誉豆芽菜是"冰肌玉质""金芽寸长""白龙之须"，因为豆芽菜的样子像如意，所以人们又称它为"如意菜"。

绿豆芽性凉、味甘无毒，能清热、调五脏、解诸毒、利尿除湿，可用于饮酒过度、湿热郁滞、食少体倦。高血压和冠心病患者，夏季可食用素炒绿豆芽。民间用绿豆芽同鲫鱼炖服，治乳汁不下（不适用所有人）。绿豆芽榨汁加白糖代茶饮，可治尿路感染、小便赤热、尿频等症。

黄豆（大豆）蛋白质含量虽高，但由于它含有胰蛋白酶抑制剂，使它的营养价值受到限制，所以人们提倡食用黄豆制品，比如黄豆在发芽过程中，这类物质大部分被降解破坏，黄豆芽的蛋白质利用率较黄豆要提高 10% 左右。另外，黄豆中含有的不能被人体吸收，又易引起腹胀的物质，在黄豆发芽过程中会急剧下降乃至全部消失，这就避免吃了黄豆后腹胀现象的发生。黄豆在发芽过程中，由于酶的作用，更多的钙、磷、铁、锌等矿物质元素被释放出来，从而增加了黄豆中矿物质的人体利用率。近年研究人员发现，豆芽中含有一种干扰素生剂，能诱生干扰素，增加人体内抗生素，增强人体抗病毒、抗癌肿的能力。

与黄豆芽相比，绿豆芽性更为寒凉，容易损伤胃气，且绿豆芽的纤维较粗，容易滑利肠道导致腹泻，因此慢性胃炎、慢性肠炎及脾胃虚寒者不宜多食。黄豆芽、绿豆芽均性寒，冬季烹调时最好放点姜丝，以中和其寒性。

▶ "去火"食谱

素炒豆芽

组成：豆芽、植物油、花椒、葱、姜、蒜、酱油、醋、盐各适量。

做法：（1）把油烧热，放入花椒、葱、姜、蒜煸炒一下；

　　　（2）放入豆芽，用旺火快炒；

　　　（3）当豆芽菜八成熟时加入酱油、醋、盐，再翻炒几下即可出锅。

8 西瓜

西瓜因在唐朝晚期从西域引入，故称"西瓜"。西瓜堪称"瓜中之王"，味甘多汁，清爽解渴，是盛夏佳果。西瓜含有大量葡萄糖、苹果酸、果糖、蛋白氨基酸、番茄素及丰富的维生素 C 等物质。中医认为西瓜性寒、味甘，归心、胃、膀胱经，具有清热解暑、生津止渴、利尿除烦等功效，主治胸膈气壅、满闷不舒、小便不利、口鼻生疮、暑热、中暑以及解酒毒等症。西瓜生食解暑热，更有"天生白虎汤"之称。民间谚语云："夏日吃西瓜，药物不用抓"。这说明西瓜防治疾病范围广，夏天吃西瓜，对人体甚有补益。现代研究表明，西瓜还含有能使血压降低、利尿的物质。需要注意的是，由于西瓜性寒，脾胃虚寒、体质虚弱的人群应慎食或避免过多食用。

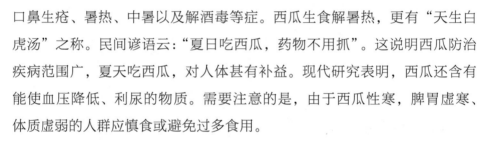

此外，中医称西瓜皮为"西瓜翠衣"，具有清热解暑、泻火除烦、降血压等作用，对贫血、咽喉干燥、唇裂以及对膀胱炎、肝腹水、肾炎患者均有一定疗效。另外，因为西瓜皮富含维生素 C 和维生素 E，具有养肤、嫩肤、美肤和防治痱疖的作用，作为化妆品添加剂可以增加皮肤弹性使人变得更年轻，减少皱纹，增添光泽。

▶ "去火"食谱

瓜皮蛋花汤

组成：鸡蛋 100 克，西瓜皮 100 克，番茄 120 克，盐 4 克，味精 2 克，香油 15 毫升。

做法：（1）西瓜皮削去外层青皮，去掉内层红瓤，切成细条；

（2）番茄洗净切成片；

（3）鸡蛋磕入碗中，搅打均匀；

（4）汤锅置于火上，加水烧沸，放入瓜条煮开；

（5）放入番茄片、淋蛋液，加入盐、味精、香油调味即可。

9 海带

海带含有大量的碘质，可用来提制碘、钾等。海带在中医入药时叫昆布，有"碱性食物之冠""长寿菜""海上之蔬菜""含碘冠军"等美誉。海带性味咸寒，脾胃虚寒者需谨慎食用。海带具有软坚、散结、消炎、平喘、通行利水、祛脂降压等功效，并对防治硅肺病有较好的作用。碘是人体必需的元素之一，缺碘会患甲状腺肿大，食用海带能防治此病，还能预防动脉硬化，降低胆固醇的积聚。但过量食用海带会诱发碘甲亢。碘剂虽能抑制甲状腺素的释放，但不能抑制甲状腺素的合成，故长期使用碘剂于甲亢不利。海带胶质能促使人体内的放射性物质随同大便排出体外，从而减少放射性物质在人体内的积聚，可预防放射性疾病的发生。

食用海带有令秀发润泽乌黑之功效。豆腐营养丰富，含皂角苷成分，能抑制脂肪的吸收，促进脂肪分解，阻止动脉硬化的过氧化质产生。但是，皂角苷会造成机体碘的缺乏，而海带中富含人体必需的碘（通常情况下，每100克海带碘含量在 0.1 ~ 0.7 毫克），也可诱发甲状腺肿大，豆腐与海带同食，让豆腐中的皂角苷多排泄一点，可使人体内碘元素处于平衡状态。

▶ "去火" 食谱

海带决明汤

组成：海带（鲜）30 克，草决明 15 克。

做法：将海带洗净，浸泡 2 小时（其间需换水），连汤放入砂锅内，再加入草决明，煎 1 小时以上，吃海带喝汤。

海带柠檬汁

组成：海带（鲜）200 克，柠檬 100 克。

做法：（1）海带用水洗净，放入冷水中浸泡 4 小时（其间注意换水），切成丝；

（2）柠檬去皮，果肉切块；

（3）将海带丝和柠檬块放入榨汁机中，加入凉开水 80 毫升后搅打成汁；

（4）倒入杯中即可直接饮用，若觉得味道过于浓郁，可加入凉开水进行稀释。

海带豆腐汤

组成：豆腐 300 克，甜椒 1 个，海带（鲜）50 克，生抽 10 毫升，姜、葱、肉清汤、料酒、白糖各适量。

做法：（1）豆腐切小块；甜椒洗净、切片；姜洗净，切丝；葱洗净、切末；海带洗净切丝；

（2）把生抽加 50 毫升冷水放入碗中调均匀；

（3）锅中倒入肉清汤煮开，放入豆腐、甜椒及海带，加入料酒和姜丝煮滚；再加入第二步中调好的料汁煮开，熄火拌匀；最后放入白糖，再煮开，撒上葱末即可。

10 芦笋

芦笋又名石刁柏。《本草纲目》中提到芦笋能"瘿结热气、利小便"；根称为"小百部"，能润肺镇咳、祛痰、杀虫等。《神农本草经》中已将芦笋列为"上品之上"，称久服轻身益气延年。中医认为，芦笋味微甘、性平，有清热利湿，活血散结之功，对心血管疾病、血管硬化、肾炎、胆结石、肝功能障碍和肥胖患者均有益，经常食用芦笋对心脏病、高血压、心率过速、疲劳症、水肿、膀胱炎、排尿困难等病症有一定的疗效。

此外，营养学家认为芦笋或可以成为全面的抗癌食品。用芦笋治淋巴腺癌、膀胱癌、肺癌、肾结石和皮肤癌或许有一定的疗效。

▶ "去火"食谱

素炒四宝

组成：芦笋、香菇、胡萝卜、白果、淀粉、花生油、高汤、葱、姜、盐各适量。

做法：（1）将芦笋洗净去老根切片，香菇去根部切片、胡萝卜去皮切片、白果去壳，4种原料用开水焯一下备用；

（2）锅内放油烧热，下入葱、姜炒香后，下入4种原料、高汤、盐，烧开后用淀粉勾芡淋明油即可装盘食用。

11 香蕉

中医认为香蕉性寒味甘，具有清热解毒、润肠通便、润肺止咳、降低血压和滋补等功效。香蕉含有丰富的膳食纤维，其很大一部分不会被人体消化和吸收，但能令粪便的容积量增大，促进肠蠕动。同时，香蕉的含糖量超过15%，含有大量水溶性的植物纤维，能引起高渗性的胃肠液分泌，从而将水分吸附到固体部分，使粪便变软而易排出。通常人们以为香蕉是润肠的，大便不好的时候吃香蕉就能润肠通便。其实，并非所有的香蕉都具有润肠作用，只有熟透的香蕉才能有上述功能，如果多吃了生的香蕉不仅不能通便，反而会加重便秘。因为，没有熟透的香蕉含较多鞣酸，对消化道有收敛作用，会抑制胃肠液分泌并抑制胃肠蠕动。香蕉中含有泛酸等成分，这些成分被认为是人体的"开心激素"，能够帮助人们减轻心理压力、排解紧张，提高注意力，并解除忧郁，因此欧洲人称它为"快乐水果"。

▶ "去火"食谱

杨梅香蕉汤

组成：香蕉 250 克，杨梅 100 克，白砂糖 150 克。

做法：（1）将香蕉去皮，切成 1 厘米见方的小丁；

（2）锅中加入清水，下入白砂糖，加热，糖化水沸时，撇去浮沫；

（3）放入洗净的杨梅、香蕉丁，待香蕉丁漂起，起锅盛入汤盆内即可食用。

12 火龙果

火龙果（量天尺）因其外表肉质鳞片似蛟龙外鳞而得名，又因其盆栽有观赏性使人有吉祥之感，所以也被称为"吉祥果"。火龙果不但味道清甜爽口，对身体也有多种保健作用。火龙果果肉可以促进肠胃消化、润肠滑肠、通便降火。火龙果有预防便秘、保护视力、增加骨密度、帮助细胞膜形成、预防贫血和抗神经炎、口角炎、降低胆固醇、皮肤美白防黑斑的功效，还具有解除重金属中毒、抗自由基、防老年病变、瘦身、预防大肠癌等功效。此外，有研究结果显示，火龙果和其枝的汁对预防肿瘤的生长、抗病毒表现出了积极作用。

▶ "去火" 食谱

火龙果炒虾仁

组成：火龙果 500 克，鲜虾 200 克，鸡蛋 1 枚，芹菜 100 克，葱、淀粉、色拉油、盐各适量。

做法：（1）将鲜虾去皮用盐腌一会儿，沥干再用干布吸去多余水分；

（2）鸡蛋去黄留蛋清，把虾放在鸡蛋清中加入淀粉，顺一个方向搅拌，最后用色拉油抓拌（防止虾进锅后粘在一起），静置 10 分钟；

（3）芹菜洗净切段，火龙果去皮切块，葱洗净切成葱花；

（4）油锅不要烧得太热，把虾放进锅中用筷子顺时针打转，颜色一变就出锅；

（5）放油烧热，放入芹菜段、火龙果块、葱花，翻炒后放入虾，再次翻炒后即可出锅。

火龙果酸奶

组成：火龙果 600 克，酸奶 100 毫升，柠檬 100 克。

做法：（1）先将火龙果洗净去皮，切成小块；

（2）柠檬去皮后榨成汁，再将柠檬汁倒入搅拌器中，加入火龙果、酸奶搅拌均匀即可。

火龙果西米露

组成：火龙果 700 克，西米 50 克，白糖适量。

做法：（1）锅中加水，烧沸后下洗净的西米煮 10 分钟，关火焖一会儿，再开火煮几分钟；

（2）起锅过三四遍凉水，西米即变透明，之后用凉开水或纯净水淘一次；

（3）将火龙果洗净去皮，果肉切成细粒，在熟西米中加入适量冰水、白糖，搅拌后放入果粒，拌匀即食。

火龙果沙拉

组成：火龙果 800 克，粟米粒 50 克，草莓 100 克，猕猴桃 80 克，酸奶、沙拉酱各适量。

做法：（1）先将火龙果、猕猴桃洗净去皮、草莓去蒂，均切成小块；

（2）将粟米粒用开水汆一下，沥干水分备用；

（3）将沙拉酱和酸奶调和，把粟米粒和火龙果、草莓、猕猴桃一起倒入，拌匀即可。

13 蜂蜜

蜂蜜味甘，性平，自古就是润肺止咳、润肠通便、排毒养颜的佳品。《本草纲目》中记载："蜂蜜，其入药之功有五：清热也，补中也，解毒也，润燥也，止痛也。生则性凉，故能清热；熟则性温，故能补中；甘而和平，故能解毒；柔而濡泽，故能润燥；缓可以去急，故能止心腹肌肉疮疡之痛；和可以致中，故能调和百药而与甘草同功。"更有后人也称张仲景《伤寒论》中的治阳明结燥，大便不通，蜜煎导法，诚千古神方也。现代实验证实，蜂蜜对链球菌、葡萄球菌、白喉杆菌等革兰阳性菌有较强的抑制作用。蜂蜜中的主要成分葡萄糖和果糖（含量 35% ~ 45%），很容易被人体吸收利用。此外，蜂蜜还含有多种人体所需的氨基酸、维生素 B_1、维生素 B_2、维生素 C、铁、磷等元素，常吃蜂蜜对防治心血管疾病和神经衰弱等症也很有好处。研究表明，蜂蜜营养成分中的酶类对高温极不稳定，如果采用沸水冲调蜂蜜，不仅不能保持其天然的色香味，而且还会不同程度地破坏其中的营养成分，如使维生素 C 大量损失，蜂蜜的酶类物质遭到破坏，产生过量羟甲基糖醛，抑菌作用下降。因此，最好使用 60℃以下的温开水或凉开水稀释蜂蜜后食用。

▶ "去火"食谱

决明子蜂蜜饮

组成：炒决明子 10 ~ 15 克，蜂蜜 20 ~ 30 毫升。

做法：将决明子捣碎，加水 300 ~ 400 毫升煎煮 10 分钟，稍放凉后冲入蜂蜜搅匀服用，早晚两次。

14 红薯

据《本草纲目》《本草纲目拾遗》等古代文献记载，红薯有补虚乏，益气力，健脾胃，强肾阴的功效，使人"长寿少疾"。红薯还能补中、和血、暖胃、肥五脏等。《中华本草》中提到红薯："味甘、性平；归脾、肾经。""补中和血，益气生津，宽肠胃，通便秘。主治脾虚水肿，疮疡肿毒，肠燥便秘。"红薯含有大量膳食纤维，在肠道内无法被完全消化吸收，能刺激肠道，增强蠕动，通便排毒，尤其对老年性便秘有较好的疗效。

为什么红薯被编在"去火"食物当中？众所周知，便秘时肠道内会积蓄大量的毒素，在中医辨证中属于里热实证。老年人体质偏虚，不耐攻邪，正因为红薯其味甘、性平，有宽肠通便之功，老年性便秘者可以长期服用，通便而不伤正，亦无大黄等泻下药伤正之弊。现在的研究指出，红薯含有丰富的淀粉、膳食纤维、胡萝卜素、维生素A、维生素B、维生素C、维生素E以及钾、铁、铜、硒、钙等10余种微量元素和亚油酸等，营养价值很高，每100克鲜红薯仅含0.2克脂肪，可产生99千卡热能，大概为大米脂肪含量的2/3，是很好的低脂肪、低热能食品，同时又能有效地阻止糖类变为脂肪，有利于人们减肥、健美，被营养学家称为营养均衡的保健食品。但红薯的糖分多，身体一时吸收不完的糖分停留在肠道里容易发酵，使腹部不适。中医认为，湿阻脾胃、气滞食积者应慎食红薯。

▶ "去火"食谱

小米红薯粥

组成：红薯100克，小米30克，盐或白糖少许。

做法：（1）将小米倒入锅中洗净，漂去残破不饱满颗粒；

（2）将红薯表皮削掉洗净，切成方块状倒入盛小米的锅中；

（3）盖上锅盖先以大火煮开，然后换成小火慢熬，熬到红薯充分软化即可。可根据个人口味加入白糖或盐。

15 黑木耳

黑木耳是著名的山珍，可食、可药、可补，中国老百姓餐桌上久食不厌，有"素中之荤"之美誉，被称为"中餐中的黑色瑰宝"。木耳味甘、性平，具有益气、润肺、补脑、轻身、凉血、止血、涩肠、活血、强志、养容等功效。黑木耳入药主治气虚或血热所致腹泻、崩漏、尿血、牙龈疼痛、脱肛、便血等病症。

黑木耳因富含多糖胶体，有良好的清涤作用，可把残留在人体消化系统内的灰尘、杂质吸附集中起来排出体外，从而起到清胃涤肠的作用，是矿山工人、纺织工人的重要保健食品。同时，它还有帮助消化纤维类物质功能，对人们无意吃下的难以消化的头发、谷壳、木渣、沙子、金属屑等异物有溶解与烊化作用，因此它对胆结石、肾结石等内源性异物也有化解功能。此外，黑木耳还具有一定的抗癌和治疗心血管疾病功能，黑木耳能减少血液凝块，预防血栓等疾病的发生，有防治动脉粥样硬化和冠心病的作用。据研究，木耳含有抗肿瘤活性物质，能增强机体免疫力。

新鲜木耳中含有一种化学名称为"卟啉"的特殊物质，因为这种物质的存在，人吃了新鲜木耳后，经阳光照射后会发生植物日光性皮炎，引起皮肤瘙痒，使皮肤暴露在阳光下的部分出现红肿、痒痛，产生皮疹、水泡、水肿。相比起来，食用干木耳更安全，因为干木耳是新鲜木耳经过曝晒处理的，在曝晒过程中大部分卟啉会被分解掉，并且食用干木耳之前要用水浸泡，这会将剩余的毒素溶于水，使干木耳最终无毒。但要注意的是，浸泡干木耳时最好换两到三遍水，才能最大程度析走有害物质。

▶ "去火"食谱

老醋木耳

组成：泡发木耳 100 克，洋葱 3 克，香葱 2 克，红尖椒 0.5 克，老醋 25 毫升，鲜姜片 1 克，糖 10 克，盐 0.5 克，鸡精适量。

做法：（1）木耳入沸水中旺火焯 3 秒钟捞出备用；

（2）将老醋、鲜姜片、鸡精、糖、盐加上少许清水小火熬开成汁后，调入木耳中；

（3）加入切碎的洋葱、红尖椒、香葱至已调好的木耳中，搅拌均匀即可。

木耳核桃炖豆腐

组成：豆腐（北）200 克，核桃仁 100 克，黑木耳（干）30 克，盐 3 克，味精 1 克，香油 1 毫升。

做法：（1）将黑木耳水发，洗净，撕成小片；

（2）核桃仁去皮，洗净，与切成块的豆腐、处理好的黑木耳一同放入砂锅内，加适量水，炖熟后加盐、味精，淋上香油即可。

西蓝花拌木耳

组成：西蓝花、黑木耳（干）各 200 克，胡萝卜 100 克，生抽、花生油、盐、香醋、麻（香）油、辣椒（红）油、蒜末适量。

做法：（1）黑木耳冷水泡发，把硬的根部剪掉，用手撕成小片，西蓝花切成小朵，胡萝卜洗净切片；

（2）烧开一锅水，倒几滴花生油、一点盐，把西蓝花放进去焯熟，然后捞起放入凉开水中泡凉，再沥干水分；

（3）接着把黑木耳、胡萝卜片也焯熟；

（4）将西蓝花、黑木耳、胡萝卜放入盆中，加入生抽、香醋、麻（香）油、辣椒（红）油、蒜末，拌匀即可。

16 百合

关于百合，《神农本草经》写道："味甘，平。主治邪气腹胀，心痛，利大、小便，补中益气。"百合味甘，性微寒，有养阴润肺，清心安神之功，用于阴虚久咳，痰中带血，虚烦惊悸，失眠多梦，精神恍惚。百合具有养阴润肺止咳功效，用于肺阴虚的燥热咳嗽、痰中带血，如针对此症可食用百花膏。治肺虚久咳，劳嗽咯血，则可服用百合固金汤。百合药用时煎服 10 ~ 30 克。

百合清心宜生用，润肺蜜炙用。

百合含多种生物碱，对白细胞减少症有预防作用，百合的生物碱成分可能有助于刺激骨髓的造血功能，从而增加白细胞的产生，对化疗及放射性治疗后白细胞减少症患者有益。百合在人体内还能增强免疫力和增强细胞修复能力，它有助于预防癌症或作为辅助治疗手段。生百合可美容养颜，清热凉血，油性皮肤的人多吃百合对皮肤特别好。

▶ 药用方法

（1）百合、旋覆花各等份，焙干研为细末，加蜜水日服 3 次，治肺火咯血、咳嗽痰血、干咳咽痛。

（2）百合、粳米各 50 克，杏仁 10 克，白糖适量，共煮粥食，治肺燥咳嗽，干咳无痰。

（3）百合 2～3 个，洗净捣汁，以开水冲服，日服 2 次，治老年慢性支气管炎伴有肺气肿。

（4）百合 30～60 克，捣研绞汁，白酒适量，以温开水饮服，治肺痈。

（5）百合、白及、百部、蛤蚧粉等份，共研细末，水泛为丸，每日 3 次饭后服 3 克，治支气管扩张。

（6）百合 25 克，菖蒲 6 克，酸枣仁 12 克，水煎，日服 1 剂，治神经衰弱、心烦失眠。

（7）干百合研末，每日早晚 2 次以温开水冲服，每次 6 克，治耳聋或耳痛。

（8）百合 7 个用米醋浸一夜，次日清晨以泉水煮取一碗，去渣冲入一个生鸡蛋黄，早晚各服半碗，治病后神经症，坐卧不安。

（9）百合还可治妇女更年期综合征、肠道出血、大便秘结。百合做外用药，亦可收到预期疗效。

（10）取野百合同食盐捣泥，敷患处，治疮肿不穿，甚良。

（11）生百合捣烂，外涂天疱疮，每天 1 ～ 2 次，有一定功效。

（12）生百合洗净晒干研粉，涂于外伤出血处，有止血效果。

注：以上药用方法仅供了解，若用于治疗请咨询专业医生。

▶ "去火"食谱

百合枸杞粥

组成：百合 50 克，枸杞 10 克，粳米 100 克，白糖适量。

做法：（1）百合洗净，干百合需要提前用温水泡发至软；

（2）将粳米淘净，煮至粥浓稠时放入百合、枸杞，再煮 10 分钟，起锅前放入适量白糖即可食用。

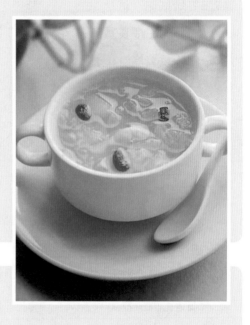

绿豆百合粥

组成：绿豆 100 克，洗净的百合 50 克（鲜百合约 2 个），粳米 50 克，白糖适量。

做法：（1）绿豆、粳米加水适量煮熟；

（2）再加入泡发洗净的百合略煮片刻即可；

（3）在食用之前加入白糖调味。

17 竹笋

　　自古以来，竹笋在我国被当作"菜中珍品"。中医认为竹笋味甘、微寒，无毒，在药用上具滋阴凉血、和中润肠、清热化痰、解渴除烦、清热益气、利膈爽胃、利尿通便、解毒透疹、养肝明目、消食的功效，还有开胃健脾、开膈豁痰、消油腻、解酒毒等功效。

　　竹笋还具有低脂肪、低糖、低淀粉、多纤维的特点，食用竹笋不仅能促进肠道蠕动，帮助消化，还可以去积食、防便秘，并有预防大肠癌的功效。竹笋属天然低脂、低热量食品，是肥胖者减肥的佳品。养生学家认为，竹林丛生之地的人们多长寿，且极少患高血压，这可能与经常吃竹笋有一定关系。竹笋一年四季皆有，但惟有春笋、冬笋味道最佳，烹调时无论是凉拌、煎炒还是熬汤，均鲜嫩清香。

▶ "去火"食谱

五彩笋丝

组成：春笋1个，红辣椒1根，青辣椒3根，胡萝卜1根，香菇3片，盐、食用油、料酒、鸡精适量。

做法：（1）将5种原料分别清洗后切成丝，锅中热油；

　　　　（2）将切好的原料放入锅中翻炒片刻，加入盐、料酒、鸡精即可出锅。

竹笋炒鸡蛋

组成：竹笋150克，鸡蛋50克，食用油、盐、生抽、蚝油、葱花各适量。

做法：（1）竹笋切薄片或丝，碗中打入鸡蛋，搅散；

　　　　（2）锅里加适量油，烧热后倒入鸡蛋液炒熟，盛出；

（3）另起锅倒入少许油，再放入竹笋翻炒均匀，再把炒好的鸡蛋放入竹笋锅中，翻炒均匀；

（4）加入生抽、盐、蚝油调味，撒上葱花即可。

油焖笋

组成：竹笋、生抽、料酒、白糖、白醋、盐、葱花、食用油各适量。

做法：（1）竹笋去壳，洗干净后切成寸段；

（2）锅里倒入适量清水，放入适量盐、白醋，加入竹笋煮5分钟，捞出过凉水，沥干水分备用；

（3）锅里倒入适量油，放入竹笋小火煎一会儿，颜色焦黄后放入生抽、料酒、白糖、盐翻炒均匀，倒入半碗水小火煮5分钟，竹笋入味后转大火收汁，汤汁浓稠后撒上葱花即可。

凉拌竹笋黄瓜

组成：黄瓜、竹笋、黑木耳、蒜、生姜、小葱、盐、醋、白糖、芝麻香油、花生油适量。

做法：（1）黑木耳用温水泡发，撕成小朵；

（2）小葱、生姜、蒜切末，黄瓜洗净，切片备用；

（3）竹笋洗净，切成薄片；

（4）锅中加水，下入竹笋和黑木耳，水开后继续煮三分钟左右，至熟。捞出竹笋和黑木耳沥干，备用；

（5）锅中放适量油，油热后下入葱末、姜末、蒜末爆香；

（6）将竹笋、黄瓜、黑木耳放入大一点的容器内，浇入葱末、姜末、蒜末爆香的油，加适量盐、适量醋、1小勺白糖、1小勺芝麻香油，拌均匀即可。

18 萝卜

萝卜在我国民间有"小人参"之美称，也有"冬吃萝卜夏吃姜，一年四季保安康"的说法。《本草纲目》中记载萝卜："大下气、消谷和中、去邪热气。"萝卜性平，味辛、甘，入脾、胃经，具有消积滞、化痰止咳、下气宽中、解毒等功效，可用于消渴口干、鼻衄、咯血、痰热咳嗽、咽喉痛、失声、痢疾或腹泻、腹痛作胀、脾胃不和、饮食不消、反胃呕吐、热淋、石淋、小便不利或胆石症等。

萝卜还有防癌抗癌作用，所含的维生素C、胡萝卜素具有阻止亚硝胺致癌合成的作用。萝卜中的芥子油和膳食纤维可促进胃肠蠕动，有助于体内废物的排出。常吃萝卜可降低血脂、软化血管、稳定血压，预防冠心病、动脉硬化、胆石症等疾病，对于保护人体健康具有积极作用。

▶ "去火" 食谱

素炒萝卜丝

组成：白萝卜450克，香葱1根，姜10克，花生油、盐、糖各适量。

做法：（1）将白萝卜洗净去皮，切成细丝，香葱切末，姜切末；

（2）炒锅烧热，倒入花生油烧热，放入香葱末、姜末炒出香味；

（3）放入萝卜丝翻炒，使萝卜丝变软变透明；

（4）加水转中火将萝卜丝炖软，待锅中汤汁略收干，加入盐、糖调味，翻炒均匀即可。

萝卜酸梅汤

组成：白鲜萝卜 250 克，酸梅 2 枚，盐适量。

做法：将白萝卜切成薄片和洗净的酸梅一起放入砂锅中，加清水 3 碗煎至一碗半，用盐少许调味，去渣饮用。

第三章 运动"去火"很管用

1 适宜"去火"的运动项目

上班族每天的运动量相对较少，是容易"上火"人群。这类人群由于工作压力比较大，且长时间会处于久坐状态当中，身体的血液循环速度比较慢，消化、代谢功能相对低，肝脏的排毒能力会受到相应的影响，导致体内堆积过多毒素，容易引起反复"上火"的现象。那么在出现"上火"症状时，我们需要增加一定量的运动，提升身体的排毒功能，有效改善易"上火"体质。现选择几项比较适宜的运动项目，推荐给大家。

倒走健身法

所谓倒走，就是在保持身体平衡的状态下，倒着走。倒走是一种反序运动，能刺激前行时不常活动的肌肉，促进血液循环，减少内火上升，预防口腔溃疡、牙疼等疾病的发生，还可以训练神经的自律性，防治腰肌劳损。

高龄多病或初学者，开始倒走运动的时候要用双手按腰部两侧，拇指在后，四指在前；熟练以后，可以一边向后走，一边配合着摆臂甩手，或者屈肘握拳。

具体的做法：立正、挺胸、抬头、眼睛向前平视，双手叉腰，拇指向后按腰部的"肾俞"穴，其余四指向前。倒走时，左脚开始，左大腿尽量向后抬，然后向后迈出，身体重心后移，以左前脚掌着地，随后全脚着地，将重心移至左脚，再换右脚，左右脚轮流进行。

锻炼时要注意安全，选择场地平坦，周围人少无障碍物的地方。必要时，需他人帮助照应。一般老年人每天可倒走 1 ~ 2 次，每次 20 分钟，身体虚弱者，可相应减少时间。

润肺小功法

秋冬季节常常是肺火上升，引起咳嗽、慢性支气管肺炎复发的季节，进行简单的运动养生法，可以很好地养肺，进而减少呼吸系统疾病的发生。

具体做法：双脚与肩同宽站立，两手放在身体的两侧，两手掌向上抬至胸前，内翻向下，上身弯曲，两臂向前伸直，再做水平运动至身体两侧，手腕用力向外侧弯曲，手指尖向前，深吸一口气憋住，同时头向左右转动，憋的时间越长越好，憋不住时，身体恢复正常体位，吐气放松，反复做 6 次，早晚各一组。

"摩足"养生法

"摩足"是我国流传已久的自我按摩法，能滋阴降火，强腰健肾，益精填髓。据现代医学研究证明，搓摩足心，可促进身体血液循环，刺激该处的神经末梢，促进尿酸排出，"去火"养心。"摩足"还对改善失眠多梦、头晕目眩、咽喉肿痛、高血压、心悸等多种疾病有益处。

具体做法：①搓足心。可早晚两次在床上进行，两脚心相向，先把双手掌搓擦发热后，左手按摩右脚心，右手按摩左脚心，至脚心发热。②按压涌泉穴。此穴在脚底心凹陷中，在足底前 1/3 与后 2/3 交界处，方法是中指或食指指端由脚心向脚趾方向按摩，每次按 150 下，每隔几天，加按 10 次，最后可加至 500次，长此以往，会起到补肾健脑、强身健体的作用。

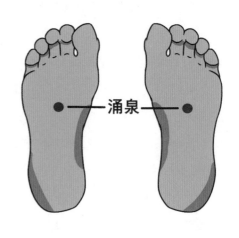

涌泉

"摩腹"养生法

唐朝名医孙思邈把"常以手摩腹"作为养生之道。宋朝长寿诗人陆游也常做"摩腹功"。现代医学证明，"摩腹"不仅可以调节胃肠道蠕动、降低胃火，而且还能加强胃肠道的血液循环，防止胃肠消化功能失调。

具体做法：以两手的食指、中指、无名指按剑突下（即心窝部），先左后右按摩画圆各转 21 圈；三指由剑突穴向下按摩，边按摩边移，按摩至耻骨联合部为止，反复21次；由耻骨联合部向两边分别按摩而上，边按摩边移动，按摩至剑突下为止；以脐为中心，用右手掌向左绕按摩21圈，再以左手掌向右绕按摩21圈。

值得注意的是，按摩腹部宜在饭前或睡前进行，手法以柔软舒缓为宜，体位可采取坐式或仰卧式，应凝神静心，排除杂念。患消化道疾病出血或炎症期间，不宜按摩腹部。

做以上运动的时候，不管采取哪种运动方式，一定要循序渐进，运动量由小到大，持之以恒。运动之后我们要适当饮用白开水达到"去火"解毒之功效。

② 导引术"去火"法

运动"去火"最早可以追溯到上古时期，名为导引术。导引术原为古代的一种养生术，早在春秋战国时期就已非常流行，为当时神仙家与医家所重视，后为道教承袭作为修身方法之一，并使之更为精密，使"真气"按照一定的循行途径和次序进行周流。道教认为导引术有调营卫、消水谷、除风邪、益血气、疗百病以至延年益寿的功效。1972—1974年在长沙马王堆汉墓出土的帛画，是现存世界上最早的导引图谱。原帛画长约100厘米，与前段40厘米帛书相连，画高40厘米，分上下4层绘有44个各种人物的导引图式，每层绘11幅图。每图式平均高9～12厘米。每图式为一人像，男、女、老、幼均有，或着衣，或裸背，均为工笔彩绘，其术式除个别人像作器械运动外，多为徒手操练。图旁注有术式名，部分文字可辨，其中涉及动物的有鸟、鹞、鹤、鹯、猿、猴、龙、熊等八式，与五禽戏相近。

导引术是修身者以自力引动肢体所作的俯仰屈伸运动和行气、按摩等相配合，以锻炼形体的一种养生术，与现代的柔软体操近似。而道教根据古人所谓"流水不腐，户枢不蠹"的道理，认为人体也应适当运动，通过运动，可以帮助消化、"去火"、通利关节，促进血液循环，达到祛病健身的目的。

踢毽子"去火"法

　　毽子，又称毽球、鸡毛毽、绒线毽，起源于汉朝，由古代蹴鞠发展而来，是一种古老的传统民俗体育活动，简便易行，老少皆宜，深受人们的喜爱。

　　踢毽子的花样繁多，如旋转踢、交替踢、毽穿圆环、远吊、近吊、高吊、前踢和后勾，还可用头、肩、背、胸、腹代足接毽使毽绕身不堕。踢毽子亦可举行各种规模、各种形式的比赛，有的比踢的次数，有的比踢的花样和难度。比赛方式有单人踢和两人对踢，也有集体踢或传踢，基本动作有盘、磕、拐、蹦4种，各具特色。踢毽子运动比较简便，可就地取材，简单易行。毽子可在超市、商店里甚至地摊上买到，也可自己制作，一块碎布、一枚铜钱、几束翎羽或者雄鸡的羽毛即可，简单修剪、盘扎即成。对场地更是没有太高要求，城市公园、街心花园、文体中心一隅，或者暂时不用的办公场所、自家庭

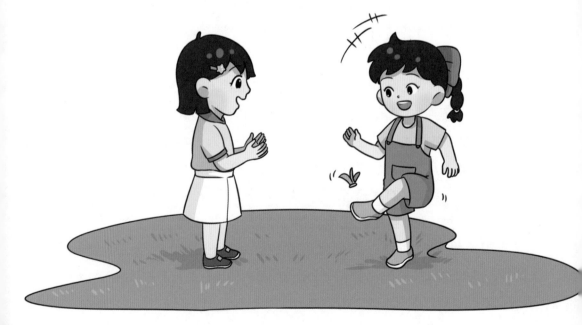

院都行，抬脚即来，随心所欲踢上几十下，是适合冬季强身锻炼的运动项目。

《燕京岁时记》里提及踢毽子的好处："盖京师多寒，足指冻，儿童踢弄之，足以活血御寒。"天寒地冻之际，人们往往居于暖气房间，空气流通不畅，身体慵懒倦乏，特别是孩子常蜗居在温室内不活动，容易导致体内邪火上升。大人孩子不妨相互邀约，结伴成群，出外踢毽，前踢后踢、左踢右踢，越踢越带劲，越踢越热乎，舒惬轻快。

踢毽子最易于下肢肌肉的协调运动，功夫在脚上。踢毽者无论盘、磕、拐、蹦、落，还是闪转稳步，前合后仰，宛如燕飞鹤舞，都需要髋关节、膝关节、踝关节等关节的灵巧配合，这样带动了远端供血最困难、动作难度最大的部位，增强了肌肉的力量和相应关节的柔韧性，同时缝匠肌、腘肌、股肌、足背肌、足底肌等肌肉也得到了锻炼。如踢毽时，我们加上一些高难度动作，像"雾里看花""苏秦背剑""倒挂紫金冠""朝天一炷香"，那么头顶、后背、脚跟、脚面等部位皆跟进翻转，腰肌、髋肌、臀肌甚至胸肌、腹肌等都能活动到。这样一来，既增强了我们肌肉、骨骼的运动功能，又有效地预防了一些血液回流障碍性疾病，尤其是办公族罹患的下肢"深静脉血栓形成"性疾病。

踢毽子时，我们随着毽子起落，眼疾脚快，转身承接，脊椎各关节屈伸有节，转承有度，椎体的深浅层肌及颈前颈后肌张弛自如，避免了椎关节的僵化，增强了关节的稳定性，预防了颈椎病，也使得腰肢柔曼，体态轻盈。再者，踢毽子时需上肢有节律摆动，运动了肩背部肌肉、关节，对中老年人罹患的肩周炎，也有较好的防治作用。同时，踢毽子可以"换换脑子"，要求心到、眼到、脚到，反应灵敏，动作迅速，相互配合，心领神会，对于调节高级神经活动、化解心理压力十分有益，可以调节办公一族的"亚健康"状态。

踢毽子多是集体活动。男女老少围在一起，你一脚、我一脚，你飞踢、我闪接，能够调动起参与者的责任心、积极性，激发人们协作配合意识、团结进取精神、争先创优斗志，其间有逗让回转，有欢歌笑语，有加油鼓劲，这样融洽的环境、热烈的气氛，使得那些忧郁和烦恼，随着毽子的腾飞起落，消逝得无影无踪。

 # 八段锦"去火"法

八段锦是一套独立而完整的健身功法，起源于北宋，已有一千多年的历史。古人把这套动作比喻为"锦"，意为五颜六色，美而华贵，体现其动作舒展优美，视其为"祛病健身，效果极好；编排精致，动作完美"。现代的八段锦在内容与名称上均有所改变，此功法分为八段，每段一个动作，故名为"八段锦"。练习八段锦无需器械，不受场地局限，简单易学，节省时间，作用极其显著，八段锦适合男女老少，可使瘦者健壮，肥者瘦身。以下就为大家介绍一个简单易学可以养生又"去火"的八段锦。

八段锦口诀

双手托天理三焦，左右弯弓似射雕。

顶天立地臂单举，摇头摆尾去心火。

双手攀足固肾腰，左顾右盼任耳瞧。

攒拳怒目增气力，背后七颠百病消。

八段锦练习方法

（1）双手托天理三焦：自然站立，两足平开，与肩同宽，含胸收腹，腰脊放松。正头平视，口齿轻闭，宁神调息，气沉丹田。双手自体侧缓缓举至头顶，转掌心向上，用力向上托举，足跟亦随双手的托举而起落。托举6次后，双手转掌心朝下，沿体前缓缓按至小腹，还原。

（2）左右开弓似射雕：自然站立，左脚向左侧横开一步，身体下蹲成

"骑马步"，双手虚握于两髋之外侧，随后自胸前向上划弧提于与乳平高处。右手向右拉至与右乳平高，与乳距约两拳许，意如拉紧弓弦，开弓如满月；左手捏箭诀，向左侧伸出，顺势转头向左，视线通过左手食指凝视远方，意如弓箭在手，等机而射。稍作停顿后，随即将身体上起，顺势将两手向下划弧收回胸前，并同时收回左腿，还原成自然站立。此为左式，右式反之。左右调换练习6次。

（3）调理脾胃须单举：自然站立，左手缓缓自体侧上举至头，翻转掌心向上，并向左外方用力举托，同时右手下按附应。举按数次后，左手沿体前缓缓下落，还原至体侧。右手举按动作同左手，只方向相反一左一右做3次。

（4）五劳七伤往后瞧：自然站立，双脚与肩同宽，双手自然下垂，宁神调息，气沉丹田。头部微微向左转动，两眼目视左后方，稍停顿后，缓缓转正，再缓缓转向右侧，目视右后方稍停顿，转正。重复6次。

（5）摇头摆尾去心火：两足横开，双膝下蹲成"骑马步"。上体正下，稍向前探，两目平视，双手反按在膝盖上，双肘外撑。以腰为轴，头脊要正，

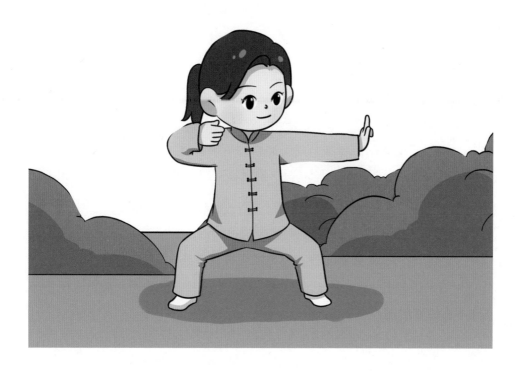

将躯干划弧摇转至左前方，左臂弯曲，右臂绷直，肘臂外撑，头与左膝呈一垂线，臀部向右下方撑劲，目视右足尖；稍停顿后，随即向相反方向，划弧摇至右前方。反复6次。

（6）两手攀足固肾腰：松静站立，两足平开，与肩同宽。两臂平举自体侧缓缓抬起至头顶上方转掌心朝上，向上托举。稍停顿，两腿绷直，以腰为轴，身体前俯，双手顺势攀足，稍作停顿，将身体缓缓直起，双手右势起于头顶之上，两臂伸直，掌心向前，再自身体两侧缓缓下落于体侧。反复6次。

（7）攒拳怒目增力气：两足横开，两膝下蹲，呈"骑马步"。双手握拳，拳眼向下。左拳向前方击出，顺势头稍向左转，两眼通过左拳凝视远方，右拳同时后拉。与左拳出击形成一种"争力"。随后，收回左拳，击出右拳，要领同前。反复6次。

（8）背后七颠把病消：两足并拢，两腿直立、身体放松，两手臂自然下垂，手指并拢，掌指向前。随后双手平掌下按，顺势将两脚跟向上提起，稍作停顿，将两脚跟下落着地。反复6次。

5 太极拳"去火"法

太极拳是由武当道士张三丰所创。在谈到太极拳的起源时相关古籍有记：张三丰生于辽东懿州，身高七尺，能日行千里，洪武初，至蜀大和山修道，二十七年入湖北武当山诵经。一日，有鹊雀急呼于院中，张氏闻之，由窗中窥见树上有雀，其目下视，地下幡有长蛇，其目仰视，二物相斗，历久不止，每当雀上下飞击长蛇时，蛇乃蜿蜒轻身摇首闪避，未被击中，张氏由此悟通太极以静制动、以柔克刚之理。古传太极并无套路，原始骨架就是十三式，分别为定、进、退、顾、盼、掤、捋、挤、按、采、挒、肘、靠，它概括了太极拳的主要法则。

太极拳是一种身心兼修的练拳健身运动。我们练拳时注重意气运动，以心行气，疏通经络，平衡阴阳气血，以提高阴阳自和能力，即西医所说的抗病康复能力和免疫力。

练习太极拳益处

练习太极拳有疗疾健身、修身养性、健美益智的作用，可开启智慧、激发潜能、技击防卫，达到维持健康、提升气质、提高生活质量的目的。

太极拳内外兼修。内练意气劲力，运太极阴阳；外练拳势招式，显气势神态。通俗来说就是，打太极拳可以形体力量和精神气质同时锻炼。

太极拳是练身、心、意三家，合精、气、神三元的修炼之法，符合中西医学科学原理，具有神奇的疗疾健身、修性养生功效。

太极拳的功法特点

太极拳理精法密，练形、意、松、息、气、劲、神，由浅入深，逐级进修，层次修炼，功夫深浅，各有功效。练一式得一式，练成一级进一级。太极拳入门学习，学一式练一式，学练结合，以练为主，可迅速显效。

太极拳可练拳练气和静功练气，动静相修，得气快、显效迅速。太极拳

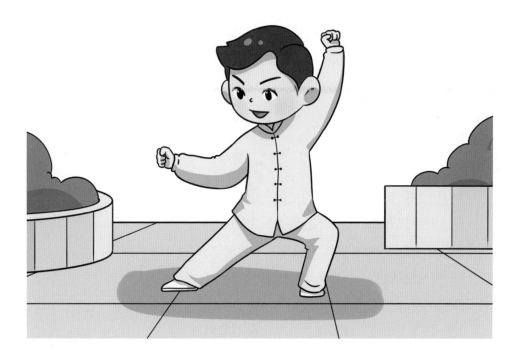

功法有聚气养气——练丹田气，意气升降——气通任督，升降开合——行气通经，这是疗疾健身和功夫性锻炼的太极修炼基础功夫。

太极拳讲究意气合力，拳、松、息、气合一意，练到意力足，气力自生。气力用于内以运气血，是为阴阳自和之能力——疗疾健身的功力；气力用于外以运身手，是为拳势招式之劲力——技击应用的功力。

姿势要求

太极拳要求练习者姿势正确：

（1）静心用意，呼吸自然，即练拳时要求思想安静集中，专心引导动作，呼吸平稳，深匀自然，不可勉强憋气。

（2）姿态安舒，动作柔和缓慢，即身体保持舒松自然，不偏不倚，动作如行云流水，轻柔匀缓。

（3）动作弧形，圆活完整，即动作要呈弧形式螺旋形，转换圆活不滞，同时以腰作轴，上下相随，周身组成一个整体。

（4）连贯协调，虚实分明，即动作要连绵不断，衔接和顺，处处分清虚实，重心保持稳定。

（5）轻灵沉着，刚柔相济，即每一动作都要轻灵沉着，不浮不僵，外柔内刚，发劲要完整，富有弹性，不可使用拙力。

太极拳对人体各部位姿势的具体要求如下：

头——保持"虚领顶劲"，有上悬意念，不可歪斜摇摆，眼要自然平视，嘴要轻闭，舌抵上颚。

颈——自然竖直，转动灵活，不可紧张。

肩——平正松沉，不可上耸、前扣或后张。

肘——自然弯曲沉坠，防止僵直或上扬。

腕——下沉"塌腕"，劲力贯注，不可松软。

胸——舒松微含，不可外挺或故意内缩。

背——舒展伸拔，称为"拔背"，不可弓驼。

腰——向下松沉，旋转灵活，不可前弓或后挺。

脊——中正竖直，保持身型端正自然。

臀——向内微敛，不可外突，称为"溜臀""敛臀"。

胯——松正含缩，力贯下肢，不可歪扭、前挺。

腿——稳健扎实，弯曲合度，转旋轻灵，移动平稳，膝部松活自然，脚掌虚实分清。

太极拳要领

（1）虚领顶劲：头颈似向上提升，并保持正直，要松而不僵可转动，身体的重心就能保持稳定。

（2）含胸拔背、沉肩垂肘：指胸、背、肩、肘的姿势，胸要含不能挺，肩不能耸而要沉，肘不能抬而要下垂，全身要自然放松。

（3）手眼相应，以腰为轴，移步似猫行，虚实分清：指打拳时必须上下呼应，融为一体，要求动作出于意，发于腰，动于手，眼随手转，两下肢弓步和虚步分清而交替，练到腿上有劲，轻移慢放没有声音。

（4）意体相随，用意不用力：切不可片面理解不用力。如果打拳时软绵绵的，打完一套拳身体不发热，不出汗，心率没有什么变化，这就失去打拳的作用。正确理解应该是用意念引出肢体动作来，随意用力，劲虽使得很大，外表却看不出来，即随着意而暗用劲的意思。

（5）意气相合，气沉丹田：就是用意与呼吸相配合，呼吸要用腹式呼吸，一吸一呼正好与动作一开一合相配。

（6）动中有静，动静结合：肢体动而脑子静，思想要集中于打拳，所谓形动于外，心静于内。

（7）招式均匀，连绵不断：指每一招一式的动作快慢均匀，而各式之间又连绵不断，全身各部位肌肉舒松协调而紧密衔接。

太极拳要求松静自然，这使大脑皮层一部分进入保护性抑制状态而得到休息。同时，打拳可以活跃情绪，对大脑起调节作用，打得越是熟练，越要"先在心，后在身"，专心于引导动作。这样长期坚持，会使大脑功能得到恢复和改善，对消除由神经系统紊乱引起的各种慢性病有促进作用。

太极拳要求"气沉丹田"，有意地运用腹式呼吸，加大呼吸深度，因而有利于改善呼吸机能和血液循环。通过轻松柔和的运动，可以使年老体弱的人经络舒畅，新陈代谢旺盛，体质、机能得到增强。太极拳近百年来在国内外逐渐得到推广，也得益于它具有防病治病的功用，对神经衰弱、心脏病、高血压、肺结核、气管炎、胃溃疡等多种慢性病都有一定预防和治疗作用。

6 瑜伽"去火"法

对于追求时尚的青年一族来说瑜伽是一项十分受欢迎的运动。瑜伽是一个通过提升意识，帮助人类充分发挥潜能的活动。瑜伽运用古老而易于掌握的技巧，改善人们生理、心理、情感和精神方面的能力，是一种达到身体、心灵与精神和谐统一的运动方式。

瑜伽起源于古印度，距今有数千年的历史，被人们称为"世界的瑰宝"。瑜伽发源印度北部的喜马拉雅山麓地带，古印度瑜伽修行者在大自然中修炼身心时，无意中发现各种动物与植物天生具有治疗、放松、睡眠或保持清醒的方法，患病时能不经过多治疗而自然痊愈。于是古印度瑜伽修行者对动物的姿势进行观察、模仿并亲自体验，创立出一系列有益身心的锻炼系统，也就是"体位法"。瑜伽这些姿势历经了数千年的锤炼，教给人们的治愈法，让世世代代的人从中获益。

在数千年前的印度，高僧们为追求进入天人合一的最高境界，经常僻居原始森林，静坐冥想。在长时间单纯生活之后，高僧们从观察生物中体悟了不少大自然法则，再从生物的生存法则，验证到人的身上，逐步地去感应身体内部的微妙变化，于是人类懂得了和自己的身体对话，从而开始探索自己的身体，进行健康的维护和调理，以及对疾病创痛的医治。几千年的钻研归纳下来，逐步衍化出一套理论完整、确切实用的养身健身体系，这就是瑜伽。

项目规则

（1）时间：一般来说，人们都是利用早晨、中午、黄昏或睡前来练习瑜伽。其实，只要保证空腹的状态，一天中的任何时间都可以练习瑜伽。换句话说，饭后（3小时之内）是不宜练习瑜伽的。在真正的瑜伽行者看来，清晨4~6点才是练习瑜伽的最佳时刻，因为此时周围万籁俱寂，肠胃活动基本停止，大脑尚未活跃起来，人更容易进入瑜伽的深层练习状态。

（2）地点：练习瑜伽最好能在干净、舒适的房间里，有足够的伸展身体的空间，避免靠近任何家具。房间内空气清新、流通，并且能自由地吸入氧气。最好摆上绿色植物或鲜花，也可播放轻柔的音乐来帮助松弛神经。当然，您也可以选择在露天的地方练习，比如花园等环境较好的地方，千万不要在大风、寒冷或有空气污染的情况下练习，也不要在阳光直射下练习。

（3）衣着：练习瑜伽时应穿着宽松柔软的衣服，以棉麻质地为佳，必须保证透气和练习时肌体不受拘束。鞋子必须脱掉，手表、眼镜、腰带以及其他饰物都应除下。

（4）道具：练瑜伽当然以使用专业的瑜伽垫为好，当地面太硬或不平坦的时候，瑜伽垫能发挥缓冲作用，帮助身体保持平衡。但是，如果没有专业

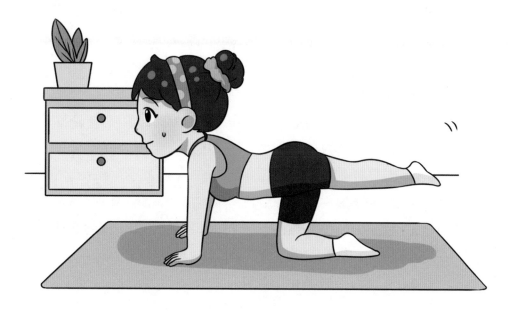

的瑜伽垫，铺上地毯或对折的毛毯也可以。不要在过硬的地板或太软的床上进行练习，同时注意不能让脚下打滑。初学者也可使用一些道具来辅助练习，可用的道具如瑜伽砖、瑜伽绳，甚至墙壁、桌椅，等等。很多姿势都可使用相应的道具，帮助我们进行循序渐进的练习，同时更准确掌握每一个姿势传达给身体的感觉。

（5）沐浴：沐浴前20分钟内不要练习瑜伽，因为瑜伽练习会使身体感觉变得极其敏锐，此时若受到忽热忽冷的刺激，反而会伤害身体，消耗身体内储存的能量。沐浴后20分钟内也不宜练习瑜伽，因为沐浴后血液循环加快，筋肉变软，如果马上练习，不仅容易使身体受伤，而且会导致血压升高，加重心脏负担。心脏病、高血压、甲亢等疾病患者尤其要注意这一点。

（6）饮食：如前所述，饭后3小时之内不宜练习瑜伽。但是，我们可以在练习前1小时左右，进食少量的流质食物或饮料，比如牛奶、酸奶、蜂蜜、果汁等。练习时，我们可以喝一点清水以帮助排出体内毒素。瑜伽练习结束1小时后进食最好。我们最好吃一些天然的食品，避免食用油腻、辛辣或导致胃酸过多的食品。进食要适可而止，吃得太饱会让人感到烦闷和懒惰。另外，练习瑜伽后饭量减少，排气、排便增加属于正常现象。

精神修炼

瑜伽冥想也是一个很有价值的能"去火"的精神训练。瑜伽思想基本内容是：非暴力、真实、不偷盗、节欲、无欲。

通过瑜伽完成"去火"的训练可按照以下过程进行：

（1）自身外净化：端正行为习惯，努力美化周围环境；

（2）自身内净化：努力减少或消除过度的欲望、愤怒、贪欲、狂乱、迷恋、恶意、嫉妒等负面情绪；

（3）体位法：姿势锻炼，能净化身心，保护身心，治疗身心。体位法种类不可胜数，它们会对肌肉、消化器官、腺体、神经系统和肉体的其他组织起良好作用。体位法不仅提高身体素质，还可以提高精神素质；

（4）呼吸法：是指有意识的延长吸气、屏气、呼气的时间；

（5）控制精神感觉：精神在任何时候都处于两个相反的矛盾活动中，欲望和感情相纠缠，其次是同自我相联系的活动。控制精神感觉，就是抑制欲望使感情平和下来，集中意识于一点或一件事，从而使精神安定平静；

（6）冥想、静定状态：需要通过实际体验去加以理解；

（7）坚持者进入"忘我"状态：意识不到自己的肉体在呼吸、自我精神和智性的存在，已进入了无限广阔的宁静世界。

以上阶段综合起来即瑜伽，又分4个步骤来实现：

（1）第1—2阶段是思想基础，思想准备；

（2）第3—4阶段是肉体训练，通过各种姿势训练达到去病强身的目的；

（3）第5—6阶段进行初步静坐修持静功；

（4）第7阶段是高层次修持，进行冥想、静定阶段。

第四章　一把草药"去火"灵

1　草药是"去火"良药

"去火"药是家庭常用药之一，指的是中药里以清解里热为主要作用的药物。其药性寒凉，具有清热泻火、燥湿、凉血、解毒及清虚热等功效，常用来治疗"上火"。现在，我们就对常用的"去火"中药进行简单的了解。

（1）清热泻火药：常用的有石膏、知母、栀子、芦根、天花粉……清热作用较强，适用于高热烦渴、神昏、脉洪实有力、苔黄或燥等里热炽盛的症候。体质虚弱的患者使用本类药物时，当考虑照顾正气，勿令清热过度，必要时可与"扶正"药物配伍应用。

（2）清肝明目药：常用的有青葙子、决明子、谷精草、密蒙花、夜明砂……可清肝火、退目翳。

（3）清火凉血药：常用的有生地黄、牡丹皮、犀角、水牛角、大青叶、玄参……主要用于发热性疾病如肠伤寒、流行性出血热、脑膜炎等，或出现发热不退、血热妄行之证如大热、吐血、鼻出血、便血者。

（4）清火解毒药：常用的有连翘、紫花地丁、蒲公英、鱼腥草、土茯苓……适用于各种致病菌感染引起的疾病，如丹毒、斑疹、疮痈、喉痹、痢疾等因火热痈盛、郁结成毒的病症。

2　知母

【性味】苦、甘，寒。

【功效应用】清热泻火。本品用于热病烦渴，苦寒能清热泻火除烦，甘寒质润能生津润燥止渴，善治外感热病，高热烦渴者，常与石膏相须为用，如白虎汤。

润肺除燥。本品用于肺热燥咳，主入肺经而长于泻肺热、润肺燥，用于治肺热燥咳，常配贝母使用，如二母散。

滋阴除热。本品用于骨蒸潮热，兼入肾经而能滋肾阴、泻肾火、退骨蒸，用于治阴虚火旺所致骨蒸潮热、盗汗、心烦者，常配黄柏、生地黄等药用，如知柏地黄丸。

泻火滋阴。本品用于内热消渴，性甘寒质润，能泻肺火、滋肺阴，泻胃火、滋胃阴，泻肾火、滋肾阴，可用于治阴虚内热之消渴等病症，常配天花粉、葛根等药用，如玉液汤。

生津润燥。本品用于肠燥便秘，功能滋阴润燥，可用于治阴虚肠燥便秘等病症，常配生地黄、玄参、麦冬等药用。

【用法用量】煎服，6 ~ 12克。

▶ "去火" 妙方

清暑益气汤

组成：西洋参5克，桂圆15克，麦冬9克，黄连3克，竹叶6克，荷梗6克，知母6克，甘草3克，红枣15克，西瓜翠衣30克。

功效：清暑益气，养阴生津。

主治：暑热气津两伤证，如身热汗多，口渴心烦，体倦少气，脉虚数等。

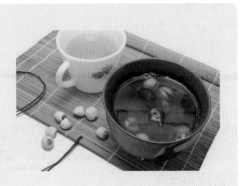

《伤寒蕴要》方

组成：知母15克，石膏9克，麦门冬6克，甘草3克，人参2.4克。

主治：伤寒邪热内盛，牙龈疼痛红肿。

玉液汤

组成：生山药 30 克，生黄芪 15 克，知母 10 克，生鸡内金（捣细末）6 克，葛根 9 克，五味子 9 克，天花粉 9 克。

主治：阴虚内热，消渴病。

3 芦根

【性味】甘，寒。

【功效应用】清热泻火，生津止渴，除烦。本品用于热病烦渴，能清透肺胃气分实热，又能生津止渴、除烦，故可用于治热病伤津，烦热口渴者，常配麦冬、天花粉等药用；或以其鲜汁配麦冬汁、梨汁、荸荠汁、藕汁服，如五汁饮。

止呕。本品用于胃热呕哕，能清胃热而止呕逆，可用鲜品配青竹茹、生姜等煎服，如芦根饮子。

利尿。本品用于热淋涩痛，清热利尿，可用于治热淋涩痛，小便短赤，常配白茅根、车前子等使用。

【用法用量】煎服，干品 15 ~ 30 克；鲜品加倍，或捣汁用。

▶ "去火"妙方

芦根饮子

组成：芦根、竹茹各 30 克，粳米 45 克，生姜 20 克。

做法：上述药物加水 1000 毫升，煮取 300 毫升，随意饮用。

主治：热病后期，呕哕反胃及干呕不下食者。

解毒饮

组成：鲜芦根、板蓝根各 30 克，金银花、连翘、黄芩、枇杷叶、青蒿、栀子各 9 克，甘草 6 克，地骨皮、白薇各 9 克。

主治：适用于实证高热。

鲜芦根炖冰糖

组成：鲜芦根 100 克，冰糖 50 克。

做法：将鲜芦根、冰糖加适量水，放瓦盅内隔水炖熟，去渣代茶饮。

4 竹叶

【性味】甘、辛、淡、寒。

【功效应用】清热泻火，除烦，生津。本品用于热病烦渴，长于清心泻火以除烦，能清胃生津以止渴，可用于治热病伤津，烦热口渴，常配石膏、知母、玄参等药用，如清瘟败毒饮。

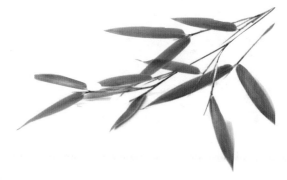

利尿。本品用于口疮尿赤，上能清心火，下能利小便，上可治心火上炎之口舌生疮，下可疗心移热于小肠之小便短赤涩痛，常配木通、生地黄等药用，如导赤散。

竹叶卷心清心泻火作用更强，多用于温病热陷心包，神昏谵语之证，常配玄参、莲子芯、连翘心等药用，如清宫汤。

【用法用量】煎服，6 ~ 15 克；鲜品 15 ~ 30 克。

▶ "去火"妙方

导赤散

组成：生地黄、木通、生甘草各 6 克，竹叶 10 克。

功效：清心利水养阴。

主治：心经热盛，心胸烦热，口渴面赤，意欲冷饮，口舌生疮，舌红，脉数；心热下移小肠；小便赤涩刺痛。

竹叶石膏汤

组成：竹叶 15 克，石膏 30 克，半夏 9 克，麦冬 15 克，人参 9 克，甘草 3 克，粳米 9 克。

做法：先煎药去渣，入粳米，米熟汤成去米，每日分 3 次温服。

主治：治温病、暑病余热未清的气津两伤证。

5 栀子

【性味】苦，寒。

【功效应用】泻火除烦。本品善泻心、肺、胃经之火，除烦，常与淡豆豉同用，即栀子豉汤；若肝郁化火，胸胁胀闷疼痛，常配丹皮、柴胡，如丹栀逍遥散；胃火炽盛，口疮口臭，烦热易饥，可配藿香、石膏，如泻黄散。

清热利湿。本品治疗湿热黄疸，常配茵陈、大黄、黄柏用，如茵陈蒿汤、栀子柏皮汤；用于治湿热淋疾症，尿频尿急尿痛，常配木通、车前子、滑石，如八正散。

清热解毒，凉血止血。本品用于血热妄行的各种出血证，如吐血、衄血、尿血，可炒炭加强功效，常配白茅根、大黄、侧柏叶，如十灰散。

此外，生栀子粉水调糊状，外敷于伤肿痛处，消肿止痛作用佳，如敷疔肿，亦有效。

【用量用法】煎服，5～15克。清热泻火宜生用；清心除烦宜炒用；凉血止血宜炒炭用。

▶ "去火"妙方

茵陈蒿汤

组成：茵陈蒿10克，栀子15克，大黄6克。

功效：清热利湿、退黄。

主治：湿热黄疸，湿热交蒸，热不得外越，湿不得下泄，"阳黄"，如一身面目俱黄，黄色鲜明，苔黄腻，脉沉数。

栀子柏皮汤

组成：栀子、炙甘草各15克，黄柏约30克。

主治：伤寒，身黄发热。

《闽东本草》方

组成：鲜栀子60克，冰糖30克。

主治：尿淋、血淋。

栀连茶

组成：酒黄连0.3克，栀子3克，生地黄3克，大黄0.3克，绿茶3克。

做法：上述所有药材用300毫升开水冲泡后饮用，冲饮至味淡。

主治：胃火炽盛，口舌生疮，口腔溃烂、咽喉肿痛、利尿消肿。

6 **夏枯草**

【性味】辛、苦，寒。

【功效应用】清热泻火明目。本品用于目赤肿痛、头痛眩晕、目珠夜痛，善泻肝火以明目，用于治肝火上炎，可配桑叶、菊花、决明子等药用。本品清肝明目之中，略兼养肝，配当归、枸杞子，可用于肝阴不足，目珠疼痛，至夜尤甚者；亦可配香附、甘草使用，如夏枯草散。

散结消肿。本品用于瘰疬、瘿瘤，能散结泄热，常配贝母、香附等药用以治肝郁化火，痰火凝聚之瘰疬，如夏枯草汤；治瘿瘤，则常配昆布、玄参等药用，如夏枯草膏用于乳痈肿痛。本品既能清热去肝火，又能散结消肿，可治乳痈肿痛，常与蒲公英同用。

【用法用量】煎服，9～15克；或熬膏服用。

▶ "去火"妙方

夏枯草散

组成：夏枯草30克，香附60克，炙甘草9克。

做法：将上述药物研为末，每次12克，可用茶水调下，每日3次。

主治：肝虚火盛，目珠痛，至夜痛剧。

补肝散

组成：夏枯草15克，香附30克。

做法：将上述药物研为末，每晚 3 克，醋茶调下。

主治：肝虚火盛，目睛疼痛，冷泪不止以及眼睛羞明畏光。

夏枯草汤（《摄生众妙方》）

组成：夏枯草 300 克。

主治：肝郁化火，痰火凝聚之瘰疬，不问已溃未溃（无论是否发生溃烂），或日久成漏（形成瘘管）。

民间用夏枯草叶泡茶：取开水冲泡之，稍凉，代茶频饮，有清肝明目、利尿降压的作用，还可作清凉祛暑剂。

7 决明子

【性味】甘、苦、咸，微寒。

【功效应用】清热明目。本品用于目赤肿痛、羞明多泪、目暗不明。善清肝明目常配黄芩、赤芍、木贼用，如决明子散。

润肠通便。本品用于肠燥便秘，能清热润肠通便，用于内热肠燥，大便秘结，可与火麻仁、瓜蒌仁等同用。

【用法用量】煎服，10 ~ 15 克。若用于润肠通便，不宜久煎。

▶ "去火"妙方

决明子绿茶饮

组成：决明子、绿茶各 5 克。

做法：将决明子用小火炒至香气溢出时取出，晾凉，再与绿茶一同冲入沸水即可饮服。

功效：清热平肝，降脂降压，润肠通便，明目益睛。

提醒：炒时有香气溢出即可，不可炒煳。脾胃虚寒、气血不足者不宜服用。

杞菊决明子茶

组成：枸杞子 10 克，菊花 3 克，决明子 20 克。

做法：将枸杞子、菊花、决明子同时用沸水冲泡，焖 15 分钟后即可饮用。

功效：清肝泻火，养阴明目，降压降脂。

决明子荷叶茶

组成：决明子 6 克，荷叶 3 克，制大黄 3 克，首乌 3 克，扁豆 3 克，玳玳花 3 克。

做法：将几种材料用布袋或者棉纱布装好，置入杯中，以沸水冲泡，大约 10 分钟后取出布袋或者棉纱布饮茶即可。

功效：润肠通便，缓解便秘。

海带决明汤

组成：海带（鲜）30 克，决明子 15 克。

做法：将海带洗净，浸泡 2 小时，连汤放入砂锅内，再加入决明子，煎 1 小时以上。

功效：清肝明目，润肠通便，降血压、降血脂。

决明子枕头

决明子枕头能借助头部的热量使药性迅速扩散，通过鼻腔与皮肤的吸入，进入肺循环使药物在体内扩散，有良好的药物保健效果。

8 谷精草

【性味】辛、甘，平。

【功效应用】疏散风热，明目，退翳。本品用于风热目赤肿痛、羞明、眼生翳膜、头痛，用于治风热上攻所致目赤肿痛、羞明多泪、眼生翳膜者，可与荆芥、决明子、龙胆草等配伍，如谷精草汤。治风热头痛，常配薄荷、菊花、牛蒡子等药用。

【用法用量】煎服，5 ~ 10 克。

▶ "去火"妙方

谷精草汤

组成：谷精草 1.8 克，白芍、荆芥穗、玄参、牛蒡子、连翘、草决明、菊花、龙胆草各 1.5 克，桔梗 0.9 克。

功效：疏散头面风热，明目退翳。

主治：热邪蕴积于肝胆，痘毒害眼，肿痛赤烂，视物昏蒙，冲风泪湿，结星为翳。

9 黄芩

【性味】苦，寒。

【功效应用】清热燥湿。本品用于湿温、暑湿、胸闷呕恶，湿热痞满、黄疸泻痢，善清肺胃胆及大肠之湿热，尤长于清中上焦湿热。本品治湿温、暑湿证，湿热阻遏气机而致胸闷恶心呕吐、身热不扬、舌苔黄腻者，常配滑石、白豆蔻、通草等药用，如黄芩滑石汤。

泻火解毒。本品用于肺热咳嗽、高热烦渴，善清泻肺火及上焦实热，用治肺热壅遏所致咳嗽痰稠。此外，本品有清热泻火，清解热毒的作用，可用于治火毒炽盛之痈肿疮毒，常与黄连、黄柏、栀子配伍，如黄连解毒汤。

止血。本品用于血热吐衄，能清热泻火以凉血止血，可用于治火毒炽盛迫血妄行之吐血、衄血等证，常配大黄药用，如大黄汤。本品经配伍，也可用于治其他出血证，如配地榆、槐花，用治血热便血；配当归，用治崩漏，如子芩丸。

安胎。本品用于胎动不安，具清热安胎之功，可配生地黄、黄柏等药用，如保阴煎；若配熟地黄、续断、人参等药用，可治肾虚有热胎动不安，如泰山磐石散。

【用法用量】煎服，3 ~ 10克。清热多生用，安胎多炒用，清上焦热可酒炙用，止血可炒炭用。

▶ "去火" 妙方

当归六黄汤

组成：当归、生地黄、熟地黄、黄芩、黄连、黄柏各 6 克，黄芪 12 克。

功效：滋阴泻火，固表止汗。

主治：发热盗汗，面赤心烦，口干唇燥，大便干结，小便黄赤。

黄芩茶

组成：黄芩 6 克，绿茶 3 克。

做法：将黄芩用 200 毫升水煎开后，冲泡绿茶 5 ~ 10 分钟即可，冲饮至味淡；也可直接冲泡饮用。

功效：清热燥湿，解毒利尿，利胆解痉。

主治：热病烦躁，目赤肿痛。

10 黄连

【性味】苦，寒。

【功效应用】清热燥湿。本品用于湿热痞满、呕吐吞酸，清热燥湿力大于黄芩，尤长于清中焦湿热。本品治湿热阻滞中焦，气机不畅所致脘腹痞满、恶心呕吐，常配苏叶用，如苏叶黄连汤。本品善去脾胃大肠湿热，为治泻痢要药，单用有效。若配木香，可治湿热泻痢，腹痛里急后重，如香连丸。

泻火解毒。本品可治高热神昏，心烦不寐，血热吐衄。本品泻火解毒之中，尤善清泻心经实火，可用于治心火亢盛所致神昏、烦躁之证，用于治痈肿疔疮，目赤牙痛。本品既能清热燥湿，又能泻火解毒，尤善疗疔毒，多与黄芩、黄柏、栀子同用，如黄连解毒汤。

治疗消渴。本品善清胃火而可用于治胃火炽盛，消谷善饥之消渴证，常配麦冬用，如消渴丸。

外治湿疹、湿疮、耳道流脓。本品有清热燥湿、泻火解毒之功，取之制为软膏外敷，可治皮肤湿疹、湿疮；取之浸汁涂患处，可治耳道流脓；煎汁滴眼，可治眼目红肿。

【用法用量】煎服，2 ~ 5 克。外用适量。

▶ "去火"妙方

左金丸

组成：黄连 9 克，吴茱萸 1.5 克。

功效：清泻肝火，降逆止呕。

主治：肝火犯胃证（胃失和降），见呕吐吞酸，胁痛口苦，舌红苔黄，脉弦数。

黄连姜汁茶

组成：黄连 6 克，绿茶 10 克，姜汁 3 克。

做法：将黄连、绿茶用沸水冲泡，盖焖 5 分钟后倒入姜汁。

主治：清热，调和胃气，止痢。

11 黄柏

【性味】苦，寒。

【功效应用】清热燥湿。本品用于湿热带下、热淋、湿热泻痢、黄疸、湿热脚气、痿证。本品长于清泻下焦湿热，又善除大肠湿热。

泻火除蒸。本品用于骨蒸劳热，盗汗，遗精。善泻相火、退骨蒸，用于治阴虚火旺，潮热盗汗、腰酸遗精，常与知母相须为用，并配生地黄、山药等药用，如知柏地黄丸。

解毒疗疮。本品用于疮疡肿毒、湿疹瘙痒。取本品既能清热燥湿，又能泻火解毒，用治疮疡肿毒，内服外用均可，如黄连解毒汤。

【用法用量】煎服，3 ~ 12 克。外用适量。

▶ "去火" 妙方

正气汤

组成：炒黄柏3克，炒知母4.5克，甘草1.5克。

做法：共研为细末，加水200毫升，煎至100毫升，卧时服用。

主治：阴虚火旺之盗汗。

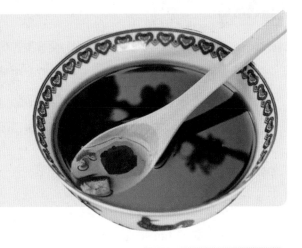

12 金银花

【性味】甘，寒。

【功效应用】清热解毒。本品用于痈肿疔疮，清热解毒，散痈消肿，为治一切内痈外痈之要药。本品治疗痈疮初起，红肿热痛者，可单用本品煎服，并用渣敷患处，亦可与皂角刺、穿山甲、白芷配伍，如仙方活命饮。

疏散风热。本品用于外感风热，温病初起，善散肺经热邪，透热达表，常与连翘、薄荷、牛蒡子等同用，治疗身热头痛，咽痛口渴，如银翘散。

此外，尚可用治咽喉肿痛、小儿热疮及痱子。

【用法用量】煎服，6 ~ 15克。疏散风热、清泄里热以生品为佳；炒炭宜用于热毒血痢；作茶饮多用于暑热烦渴。

▶ "去火"妙方

银翘散

组成：连翘 15 克，金银花 15 克，苦桔梗 6 克，薄荷 6 克，竹叶 4 克，生甘草 5 克，荆芥穗 4 克，淡豆豉 5 克，牛蒡子 6 克，鲜芦根适量。

功效：辛凉透表，清热解毒，为"辛凉平剂"。

主治：温病初起，发热，微恶风寒，咽痛口渴，脉浮数。

银花清利茶

组成：金银花 15 克，白糖 10 克。

做法：饮用时加入 200 毫升开水冲泡 10 分钟即可，冲饮至茶味变淡。

功效：清热止痢。

主治：赤白痢，大便中夹脓血等。

⑬ 连翘

【性味】苦，微寒。

【功效应用】清热解毒，消肿散结。本品用于痈肿疮毒，瘰疬痰核，既能清心火，解疮毒，又能消散痈肿结聚，故有"疮家圣药"之称，常与金银花、蒲公英、野菊花等解毒消肿之品同用。

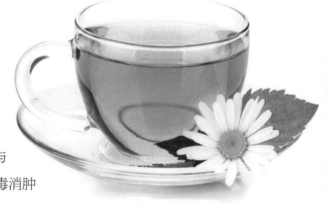

疏散风热。本品用于风热外感，温病初起，长于清心火，散上焦风热，

常与金银花、薄荷、牛蒡子等同用。

此外，本品尚可用于热淋涩痛。本品兼有清心利尿之功，多与车前子、白茅根、竹叶、木通等药配伍，治疗湿热壅滞所致之小便不利或淋沥涩痛，参考如圣散。

【用法用量】煎服，6～15克。

▶ "去火" 妙方

桑菊饮

组成：桑叶 7.5 克，菊花 3 克，杏仁 6 克，连翘 5 克，薄荷 2.5 克，桔梗 6 克，生甘草 2.5 克，芦根（或苇根）6 克。

功效：疏风清热，宣肺止咳，为"辛凉轻剂"。

主治：风温初起见咳嗽，发热不甚，口微渴，脉浮数。

翘柏茶

组成：连翘 5 克，黄柏 1 克，甘草 3 克，绿茶 3 克。

做法：将连翘、黄柏用 250 毫升水煎沸后，冲泡甘草、绿茶 5 分钟，即可饮用。也可直接热水冲泡饮用。

主治：口舌生疮、溃烂肿痛。

14 板蓝根

【性味】苦，寒。

【功效应用】清火解毒，利咽。本品用于外感发热，温病初起，咽喉肿痛，善于清解实热火毒，有类似于大青叶的清热解毒之功，而更以解毒利咽散结见长，可单味使用。

凉血。本品用于温毒发斑，证见痄腮、丹毒、痈肿疮毒等，有清热解毒，凉血消肿之功，主治多种瘟疫热毒之证。

【用法用量】煎服，9～15克。

▶ "去火" 妙方

板蓝根颗粒

功效：清火解毒，凉血利咽。

主治：肺胃热盛所致的口燥咽痛，咳嗽，咽喉肿痛，口咽干燥，发热不甚，口微渴，脉浮数；急性扁桃体炎、腮腺炎见上述证候者。

15 蒲公英

【性味】苦、甘，寒。

【功效应用】清热解毒，消肿散结。本品用于痈肿疔毒，乳痈内痈，既能清解火热毒邪，又能泄降滞气，故为清热解毒、消痈散结之佳品，主治内外热毒疮痈诸证，兼能疏郁通乳，故为治疗乳痈之要药。

利湿通淋。本品用于热淋涩痛，湿热黄疸，能清利湿热，利尿通淋，对湿热引起的淋证、黄疸等有较好的疗效。本品用于治热淋涩痛，常与白茅根、金钱草、车前子等同用，以加强利尿通淋的效果；治疗湿热黄疸，常与茵陈、栀子、大黄等同用。

此外，本品还有清肝明目的作用，以治肝火上炎引起的目赤肿痛，可与菊花、夏枯草、黄芩等配伍使用。

【用法用量】煎服，9～15克。外用鲜品适量捣敷或煎汤熏洗患处。

▶ "去火"妙方

蒲公英茶

组成：蒲公英（干）75 克，水 1000 毫升。

做法：将蒲公英洗净，放入锅中，加水没过蒲公英，大火煮沸后盖上锅盖，小火熬煮 1 小时后滤除茶渣，待凉后即可饮用。

蒲公英菊花茶

组成：蒲公英（干）40 克，菊花 20 克，水 1000 毫升。

做法：将蒲公英及菊花洗净，放入锅中，加水没过蒲公英及菊花，大火煮沸后盖上锅盖，小火熬煮 1 小时后滤除茶渣，待凉后即可饮用。

16 紫花地丁

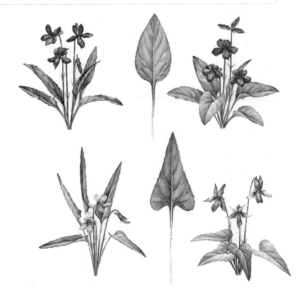

【性味】苦、辛，寒。

【功效应用】清热解毒，凉血消肿。本品用于疔疮肿毒，乳痈肠痈，能消痈散结，为治血热壅滞，痈肿疮毒，红肿热痛的常用药物，尤以治疗毒为特长。

本品兼可解蛇毒，治疗毒蛇咬伤，可用鲜品捣汁内服，亦可配雄黄少许，捣烂外敷。

此外，本品还可用于肝热目赤肿痛以及外感热病。

【用法用量】煎服，15～30 克。外用鲜品适量，捣烂敷患处。

▶ "去火" 妙方

五味消毒饮

组成：金银花 15 克，野菊花 6 克，蒲公英 6 克，紫花地丁 6 克，紫背天葵子 6 克。

功效：清热解毒，消散疗疮。

主治：疗疮初起，发热恶寒，疮形如粟，坚硬根深，状如铁钉，以及痈疡疖肿，红肿热痛。

17 土茯苓

【性味】甘、淡，平。

【功效应用】解毒。本品用于杨梅毒疮，肢体拘挛，解毒利湿，通利关节，又兼解汞毒，故对梅毒或因梅毒服汞剂中毒而致肢体拘挛、筋骨疼痛者疗效尤佳，为治梅毒的要药。

除湿。本品用于淋浊带下，湿疹瘙痒，解毒利湿，故可用于湿热引起的热淋、带下、湿疹湿疮等证，常与木通、萹蓄、蒲公英、车前子同用，治疗热淋；若与生地、赤芍、地肤子、白鲜皮、茵陈等配伍，又可用于湿热皮肤瘙痒。

通利关节。本品用于痈肿疮毒，清热解毒，兼可消肿散结，以本品研为细末，好醋调敷，治疗痈疮红肿溃烂。

【用法用量】煎服，15 ~ 60 克。外用适量。

▶ "去火" 妙方

苡仁土苓粥

组成：大米 150 克，薏苡仁 50 克，土茯苓 50 克。

做法：将土茯苓用纱布包好，同大米、薏苡仁一起煮至米烂粥浓时食用。

18 生地黄

【性味】甘、苦，寒。

【功效应用】清热凉血。本品用于热入营血，舌绛烦渴、斑疹吐衄，为清热、凉血、止血之要药，又因其性甘寒质润，能清热生津止渴，故常用治温热病热入营血，壮热烦渴、神昏舌绛者，多配玄参、连翘、丹参等药用，如清营汤。

滋阴降火。本品用于阴虚内热，骨蒸劳热，入肾经而滋阴降火，养阴津而泄伏热。

养阴生津。本品用于津伤口渴，内热消渴，肠燥便秘，既能清热养阴，又能生津止渴，用治热病伤阴，烦渴多饮，常配麦冬、沙参、玉竹等药用，如益胃汤。

【用法用量】煎服，10 ~ 15 克。

▶ "去火" 妙方

水煎生地黄香蕉

组成：香蕉 300 克，生地黄 20 克，冰糖 20 克。

做法：（1）将生地黄洗净，放入砂锅，加适量清水；

（2）煎煮约30分钟后去药渣留汁；

（3）香蕉去皮，切段入药液中同煮；

（4）加适量冰糖调味即可。

功效：滋阴降火，生津润肠。

19 青蒿

【性味】苦、辛，寒。

【功效应用】清透虚火。本品用于温邪伤阴，夜热早凉，长于清透阴分伏热，故可用治温病后期，余火未清，邪伏阴分，伤阴劫液，夜热早凉，热退无汗，或热病后低热不退等，常与鳖甲、知母、丹皮、生地黄等同用，如青蒿鳖甲汤。

凉血除蒸。本品用于阴虚发热，劳热骨蒸，具有清退虚热，凉血除蒸的作用。本品可治阴虚发热，骨蒸劳热，潮热盗汗，五心烦热，舌红少苔者，常与银柴胡、胡黄连、知母、鳖甲等同用，如清骨散。

解暑。本品用于暑热外感，发热口渴，可用治外感暑热，头昏头痛，发热口渴等症，常与连翘、滑石、西瓜翠衣等同用，如清凉涤暑汤。

截疟。本品用于疟疾寒热，截疟之功甚强，尤善除疟疾寒热，为治疗疟疾之良药。

【用法用量】煎服，6～12克，不宜久煎。或鲜用绞汁服。

▶ "去火" 妙方

青蒿鳖甲汤

组成：青蒿 6 克，鳖甲 15 克，细生地 12 克，知母 6 克，丹皮 9 克。

功效：养阴透热。

主治：温病后期，邪伏阴分，阴液已伤。见夜热早凉，热退无汗，舌红苔少，脉细数。

蒿芩清胆汤

组成：青蒿 4.5 克，黄芩 4.5 克，半夏 4.5 克，淡竹茹 9 克，陈皮 4.5 克，枳壳 4.5 克，碧玉散 9 克，赤茯苓 9 克。

功效：清胆利湿，和胃化痰。

主治：少阳湿热痰浊证。寒热如疟，寒轻热重，口苦膈闷，吐酸苦水，或呕黄涎而黏，甚则干呕呃逆，胸胁胀疼，小便黄少，舌红苔白腻，间现杂色，脉数而右滑左弦。

20　大黄

【性味】苦，寒。

【功效应用】泻下攻积。本品用于积滞便秘，有较强的泻下作用，能荡涤肠胃，推陈致新，为治疗积滞便秘之要药。又因其善能泄热，故实热便秘尤为适宜。大黄常与芒硝、厚朴、枳实配伍，以增强泻下攻积之力，为急下之剂，用治阳明腑实证，如大承气汤。

凉血解毒。本品用于血热吐衄，目赤咽肿，能使上炎之火下泄，又具清热泻火，凉血止血之功，常与黄连、黄芩同用，治血热妄行之吐血、衄血、咯血，如泻心汤。现代临床单用大黄粉治疗上消化道出血，有较好疗效。

清热泻火。本品用于热毒疮疡，烧烫伤，内服外用均可。大黄内服能清热解毒，并借其泻下通便作用，使热毒下泄，治热毒痈肿疔疮，常与金银花、蒲公英、连翘等同用。

逐瘀通经。本品用于瘀血证，有较好的活血逐瘀通经作用，其既可下瘀血，又清瘀热，为治疗瘀血证的常用药物。

此外，本品可用于湿热痢疾、黄疸、淋证，具有泻下通便，导湿热外出之功，故可用治湿热蕴结之证。大黄可"破痰实"，通脏腑，降湿浊，用于老痰壅塞，喘逆不得平卧，大便秘结者，如礞石滚痰丸。

【用法用量】煎服，5 ~ 15 克，入汤剂应后下，或用开水泡服。外用适量。

▶ "去火"妙方

大承气汤

组成：大黄 12 克，芒硝 6 克，厚朴 24 克，枳实 12 克。

功效：峻下热结。

主治：阳明腑实证，热结旁流证，里热实证之热厥、痉病或发狂等。症见自觉胸脘闷塞不舒，脘腹胀满，按之有抵抗感，肠中燥屎干结不下，舌苔黄燥，腹痛拒按，大便不通，脉实有力者。

21 薄荷

【性味】辛，凉。

【功效应用】疏散风热。本品用于外感风热及温病初起，头痛、发热、微恶寒者，常与荆芥、连翘、银花等配伍，如银翘散。

清利头目，利咽透疹。本品用于风热上攻所致的头痛、目赤羞明诸证，可配桑叶、菊花、黄芩；用于风热壅盛，咽喉肿痛，常配地黄、桔梗、生甘草、僵蚕，如六味地黄汤；用于麻疹初起疹出不畅，风疹，皮肤瘙痒等，常配荆芥、牛蒡子、蝉蜕等。

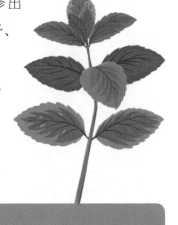

此外，本品还可疏肝行气，用于肝郁气滞、胸胁胀痛，常配柴胡、白芍，如逍遥散。

【用量用法】煎服，3～9克，后下。薄荷叶长于发汗解表，薄荷梗长于理气和中。

▶ "去火" 妙方

荆芥薄荷汤

组成：荆芥穗9克，薄荷9克，炒僵蚕6克，桔梗6克，生粉草6克，防风6克。

主治：风热壅盛，头痛、目赤羞明，咽喉肿痛。

22 菊花

【性味】辛、甘、苦，微寒。

【功效应用】清火解毒。本品用于疮痈肿毒，能清火解毒，可用治疮痈肿毒，常与金银花、生甘草同用，如甘菊汤。因其清热解毒、消散痈肿之力不及野菊花，故临床较野菊花少用。

疏散风热。本品用于风热感冒，温病初起，能疏散肺经风热，但发散表邪之力不强，常用治风热感冒，或温病初起，温邪犯肺，发热、头痛、咳嗽等症，每与性能功用相似的桑叶相须为用，并常配伍连翘、薄荷、桔梗等，如桑菊饮。

平抑肝阳。本品用于肝阳上亢。本品性寒，入肝经，能清肝热、平肝阳，常用治肝阳上亢，头痛眩晕，每与石决明、珍珠母、白芍等平肝潜阳药同用。若肝火上攻而眩晕、头痛，以及肝经热盛、热极动风者，菊花可与羚羊角、钩藤、桑叶等清肝热、息肝风药同用，如羚角钩藤汤。

清肝明目。本品用于目赤昏花，既能疏散肝经风热，又能清泄肝火以明目，故可用治肝经风热或肝火上攻所致目赤肿痛，治疗前者常与蝉蜕、木贼、白僵蚕等疏散风热明目药配伍，治疗后者可与石决明、决明子、夏枯草等清肝明目药同用。

【用法用量】煎服，5～9克。疏散风热宜用黄菊花，平肝、清肝明目宜用白菊花。

▶ "去火"妙方

菊花粥

组成：糯米 100 克，菊花 9 克，冰糖 20 克。

做法：（1）糯米洗净，加水浸泡 20 分钟；

（2）糯米移到炉火上煮开，改小火煮至软烂，再加入冰糖调味；

（3）菊花撕开，加水略浸泡；

（4）菊花再加入粥内同煮，拌匀后即可熄火盛出食用。

功效：清热解暑，降血脂，美容养颜。

菊槐绿茶饮

组成：菊花 3 克，绿茶 3 克，槐花 3 克。

做法：菊花、槐花、绿茶三味放入瓷杯中，以沸水冲泡，盖严浸 5 分钟饮用。

功效：清热解毒，平肝熄火。

23 柴胡

【性味】苦、辛，微寒。

【功效应用】解表退热。本品用于表证发热及少阳证，本品善于祛邪解表退热和疏散少阳半表半里之邪，对于外感表证发热，无论风热、风寒表证，皆可使用。若伤寒邪在少阳，寒热往来、胸胁苦满、口苦咽干、目眩，本品用之最宜，为治少阳证之要药，柴胡常与黄芩同用，以清半表半里之热，共收和解少阳之功，如小柴胡汤。

疏肝解郁。本品用于肝郁气滞，性善条达肝气，疏肝解郁，治疗肝失疏泄，气机郁阻所致的胸胁或少腹胀痛、情志焦虑、妇女月经失调、痛经等症，常与香附、川芎、白芍同用，如柴胡疏肝散。

【用法用量】煎服，3～9克。解表退热宜生用，且用量宜稍重。

▶ "去火" 妙方

小柴胡汤

组成：柴胡24克，黄芩9克，人参9克，炙甘草6克，半夏9克，生姜9克，大枣4枚。

功效：和解少阳。

主治：伤寒少阳证，如妇人伤寒热入血室，以及疟疾、黄疸与内科疾病见少阳证。

24 葛根

【性味】甘、辛，凉。

【功效应用】解肌退热。本品用于表证发热，项背强痛，具有发汗解表，解肌退热之功。外感表证发热，无论风寒与风热，均可选用本品。本品既能辛散发表以退热，又长于缓解外邪郁阻、经气不利、筋脉失养所致的颈背强痛，故风寒感冒，表实无汗，恶寒，项背强痛者，常与麻黄、桂枝等同用，如葛根汤。

生津止渴。本品用于热病口渴，消渴证，于清热之中，又能鼓舞脾胃清阳之气上升，而有生津止渴之功。

【用法用量】煎服，9 ~ 15 克。解肌退热、透疹、生津宜生用。

▶ "去火" 妙方

桂花葛根粉羹

组成：桂花糖 5 克，葛根粉 50 克。

做法：先用凉开水适量调葛根粉，再用沸水冲化葛根粉，使之成晶莹透明状，加入桂花糖调拌均匀即成。

葛根粉粥

组成：葛根粉 200 克，粟米 300 克。

做法：用清水浸粟米一晚，第二天与葛根粉一同拌均匀，按常法煮粥，粥成后酌加调味品。

葛根粉饭

组成：葛根粉 200 克，米饭 500 克，豆豉汁水适量。

做法：先用滚开水将饭淋湿，加入葛根粉拌匀，放入适量豆豉汁水，在旺火上煮熟，然后适当拌以调味品即可食用。

第二部分
科学生活不焦虑

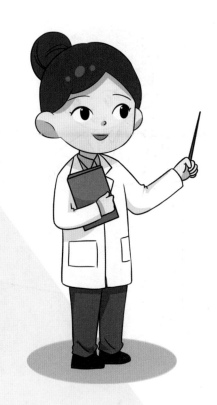

第一章　揭开焦虑的面纱

1　什么是焦虑

　　每个人都体验过焦虑情绪。做错事的小朋友担心挨批评而不敢回家，看到父母便不知所措；小伙子欲向心仪的女孩表白脸红心慌，结结巴巴；运动员在大赛前，手心出汗，心跳加速；学生在考试前心神不宁，睡不好，吃不下；患者在接受手术前夜，辗转反侧……这些都是焦虑的表现。

　　焦虑是人类在面对危机时的自然情绪反应，它使人们提高警觉，使人采取行动去避开危险和处理当前困难，以度过险境。所以，适当和短暂的焦虑情绪是正常和有正面作用的，是一种保护性反应。

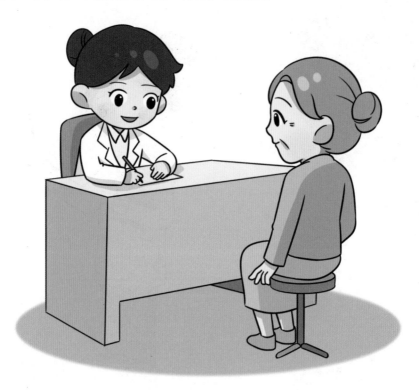

适当的焦虑情绪可以调动人的生理防御机能，使人的心智活动增强，从而积极地应对应激反应，有利于摆脱困境。如运动比赛前的适度焦虑使运动员肾上腺素分泌增加，肌肉紧张起来，因此能发挥出更好的竞技能力；考试前适度的焦虑能使学生提高学习效率，取得较好的成绩。

② 什么是焦虑症

面临危机而适度地焦虑是正常且有益的情绪反应，随着情境的改善，焦虑情绪也随之缓解。当焦虑症状十分严重，甚至影响正常生活，什么事情都不能正常完成，或是发生在日常生活中的很小事件都会引起强烈的焦虑情绪反应，又或者在大多数时候没有什么明确的原因却仍感到焦虑，这时就有可能是患上了"焦虑症"。

焦虑症有主观和客观两方面表现。主观体验是焦虑情绪，患者表现为整天惊恐不安，提心吊胆，总感到大难就要临头或危险迫在眉睫，部分患者也知道实际并不存在什么危险或威胁，却不知道为什么如此不安。客观表现有两方面，即运动性不安和自主神经功能紊乱。运动性不安时，患者闭眼向前平伸双臂，可见手指对称性轻微震颤；肌肉紧张使患者感到头脑发胀，头皮发紧，后颈部僵硬或疼痛，四肢和腰背酸痛；严重者坐立不安，不时做些小动作，如搓手搔腮或来回走动，一刻也不能静下来。自主神经功能紊乱时，尤其是交感神经功能亢进，患者出现各种症状，如口干、出汗、心悸、窒息感、呼吸急促、胸部发闷、面部一阵阵发红或发白、食欲下降、便秘或腹泻、尿频尿急、昏倒等。

焦虑症必须具备以上两方面的特征，单有焦虑情绪或自主神经功能紊乱的表现无法判定是否患有焦虑症。前者可能是人格特征或情境性焦虑，后者无特异性。把单纯的自主神经功能紊乱称为焦虑症是错误的。

③ 什么是焦虑情绪

一辆汽车向你疾驰而来，你担心汽车会撞上自己，担心自己有生命危险，感到紧张、害怕；看到别人工作上成绩斐然，你担心自己能力不足，担心职位受到影响，又是紧张、害怕；当进入一个全新的环境，你担心不被别人接纳，担心受到他人排挤，还是紧张、害怕……简单地说，一切负面情绪汇合所产生的恐惧情绪，就是焦虑情绪。心理学家说，焦虑是因为对威胁性事件或情况的预料而产生的一种高度忧虑不安的状态，神经过敏，高度紧张，严重者能达到生理和心理功能障碍的程度。焦虑情绪如同"洋葱"，焦虑情结和洋葱的皮一样，是有不同层次的。同时，它们还有一个共同点，就像是不论哪一层洋葱皮都可以让人泪流满面一样，不论是哪种程度的焦虑，都会对幸福造成影响。有一般程度焦虑情绪者，大多会产生痛苦、担心、嫉妒、报复等情绪，而且还会对自己产生怀疑；而有严重焦虑情绪者则往往非常激动，非常痛苦，他们喊叫、做噩梦、食欲不振、消化和呼吸困难、过度肥胖，而且容易疲劳，最严重时，生理也会受到影响，如心跳加速、血压升高、呕吐、冒冷汗、精神紧张、肌肉硬化。

根据焦虑情绪的不同特征，细致划分起来，可以分为四个层次。

第一层，身体紧张：常常觉得自己没有办法放松，全身紧张，眉头紧锁，表情严肃，长吁短叹。

第二层，自主神经系统反应强烈：交感和副交感神经系统常常超负荷工作。易出汗、晕眩、呼吸急促、心跳过快、身体时冷时热、手脚冰凉或发热、胃部难受、大小便频繁、喉头有阻塞感。

第三层，对未来产生无名的担心：常常为未来担心，担心自己的工作、亲人、财产和健康。

第四层，过分机警：每时每刻都像一个站岗放哨的士兵对周围环境的每个细微动静和他人的言行充满警惕。

4　哪些焦虑情绪是正常的

焦虑是每个人都会体验到的自然的情感状态，是人类共有的体验之一，只要人们预感有不好的事情或是威胁性的事情发生，就会出现焦虑。这些威胁性的事情包括身体的威胁，如可能生病、意外受伤或死亡；社交的威胁，如可能被羞辱、拒绝或嘲笑；心理的威胁，如可能发疯、失去肌肉或神经控制等。即时或短期的焦虑被称为"战斗—逃跑反应"。

之所以称为"战斗—逃跑反应"，是因为它的作用在于促使机体做好准备，采取攻击的行为，或是尽快逃避危险。因此，这种情绪最重要的目的是保护人们远离危险。比如，如果一个人穿越马路时，看到一辆汽车突然朝他开过来，若是这个人一点都不紧张、不焦虑，最糟糕的后果可能是被撞伤或撞死。事实上，真正可能发生的是这个人的"战斗—逃跑"机制发挥作用，他立即跑开了，避免了危险。

焦虑是一种常见的反应，大多数情况下是正常的，对身体无害的，但当这种害怕反应异常强烈且导致回避行为，影响了正常生活时，就会成为心理障碍。

5 哪些焦虑情绪是病理性的

正常的焦虑情绪并不是坏事，往往能够促使人鼓起勇气，去应对即将发生的危机。焦虑是有进化意义的，但如果太过焦虑，以至于出现焦虑症，这种有进化意义的情绪就会起到相反的作用，会妨碍人去应对、处理面前的危机，甚至妨碍日常生活。

"焦虑"这个词在我们的日常生活中被广泛使用，但许多人对它在变态心理学或者临床诊断中有什么不同的含义并不十分清楚，特别是"焦虑"这个词在日常用语中往往同"害怕"有差不多的意思，这就更容易使焦虑与害怕等词混淆。一般在临床上说"焦虑"时，它指的是一种没有明确原因的、令人不愉快的紧张状态。而"焦虑症"指的是很大一类障碍的总称，不仅包括我们平时所指的焦虑症（在正式诊断中，我们叫作一般性焦虑症），还包括强迫症、恐惧症、惊恐障碍、创伤后应激障碍，等等。这里我们专门讲平时所指的焦虑症（一般性焦虑症）。

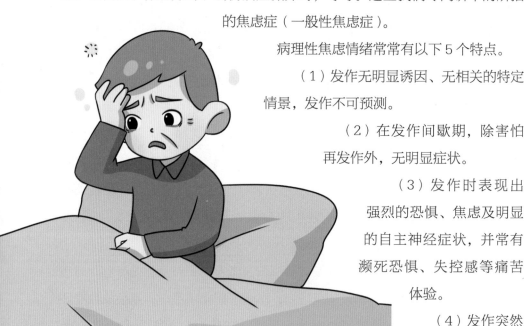

病理性焦虑情绪常常有以下 5 个特点。

（1）发作无明显诱因、无相关的特定情景，发作不可预测。

（2）在发作间歇期，除害怕再发作外，无明显症状。

（3）发作时表现出强烈的恐惧、焦虑及明显的自主神经症状，并常有濒死恐惧、失控感等痛苦体验。

（4）发作突然开始，迅速达到高

峰，发作时意识清楚，事后能回忆。

（5）患者因难以忍受又无法解脱，而感到痛苦。病程标准在 1 个月之内至少有 3 次上述发作，或在首次发作后继发害怕再发作的焦虑持续 1 个月。

6 人为什么会焦虑

对焦虑情绪的起因，不同学派有着不同的意见。

从生理学观点而言，大脑内的神经递质与人的情绪密切相关，其中的蓝斑核是人脑中起警戒作用的部位，可引起对危险的预警心情。神经中枢的 5-羟色胺具有重要的保持警觉和控制焦虑的作用。这些神经递质系统在人脑的不同部位和不同水平相互作用，并借助细胞间的信号和其他神经系统进行信息的整合，从而在脑和身体的各部位引起不同的变化，形成焦虑情绪及相关的行为表现。

认知心理学认为，认知过程是人情绪的主要来源。人在生活实践中积累的知识和经验制约着人的认识，并与人的态度或愿望结合起来。人对作用于他们的事物的判断与评估，才是情绪反应的直接原因。同一事件对不同的人或在不同的时间、不同的条件下出现，可能被作出不同的评估或料想，从而产生不同的情绪。

行为注意理论认为，焦虑是恐惧某些环境刺激形成的条件反射。动物试验显示，如果动物按压踏板会引起一次电击，则按压踏板会成为电击前的一种条件反射。这种条件刺激会引起试验动物焦虑的条件反射。这种条件反射导致试验动物回避接触踏板，避免电击。回避电击的这种无条件刺激的成功，使试验动物的回避行为强化，从而使焦虑水平下降。1919—1920 年华生和罗萨莉·雷娜进行了心理学史上最著名的试验，他们对一个名为小艾伯特的婴儿进行了恐惧条件反射。小艾伯特 9 个月大时，他们将一只老鼠放在他的身边，他一点也不害怕，然而当用锤子在其身后用力敲击时，他却一脸恐惧。华生和他的伙伴将一只老鼠放在小艾伯特身边,当他用手去抓时在其身后用力敲击铁棒,经过五六次后,小艾伯特形成了对老鼠的完全恐惧式条件反射。

更进一步的试验显示,小艾伯特对其他毛茸茸的东西都产生了恐惧。这些试验都说明焦虑和恐惧是通过学习获得的对可怕情境的条件反射。

精神分析理论将心理功能划分为:本我、自我和超我三个密切相关的结构。本我是生命最原始的本能冲动,它们有时是相互矛盾、与现实环境激烈冲突的;而超我则是一切道德限制的代表,是追求完美的人类较高尚的行为规范;自我正是在协调本我、现实环境和超我相互关系中逐渐发展、成熟起来的,是我们人格的核心部分,是我们在现实中的本来面目。当自我不能很好地协调与本我、超我和外界环境的关系,导致人格核心部分受到损害而失衡时,就会产生明显的焦虑情绪。因年龄和自我心理功能发育阶段的不同,引发焦虑情绪的情景也会有所不同。幼年时期,会对母爱的丧失、父亲的惩罚心怀恐惧;青春期时,常对性的冲动、异性的出现感到不安;成年后,会因自己的不完美而痛恨自己。

⑦ 哪些人易患焦虑

研究显示,配偶及亲人死亡、婚姻不美满、生病、具有阳性家族史等是焦虑症的易患因素。一些特殊的性格倾向会使人在面临特殊的心理社会压力后引发内在的心理冲突从而导致焦虑症。

追求十全十美的人,因为要求自己所做的每一件事都是完美无缺的,所以把全部精力放在事物上,从另一个角度而言即有很强的占有欲、控制欲,在临床上常称这些人具有强迫倾向。过分追求完美的人在某些事情未完成时,会产生相当强烈的焦虑感,觉得浑身不对劲,所以不论在何种情况下都非得要"今日事今日毕"不可,一旦碰到什么事没法马上做完就会紧张万分。

倘若跟别人一起做事时，别人不根据他的满意标准来做的话，他也会觉得如坐针毡。此类人往往更易患焦虑障碍。

具有自卑倾向的人常常会有强烈的不安全感，有些人深信自己的容貌、身体特征、口才、表情、学业成绩、体能状况处处不如人，由于坚信不疑以致这种观念根深蒂固，每当与别人在一起时这种想法就蜂拥而出，使其无法轻松与别人交谈或交往。这些人通常担心接触别人的视线，如果投向他的视线越来越多，他会觉得非常害羞不安，结果在大家面前变得不敢看人、说话，甚至不敢走动。有些人在感觉到别人投过来的视线时，脸上的肌肉就会马上僵硬起来，嘴巴张不开，甚至连喉咙也会有阻塞感。过分自卑往往易发展为社交焦虑障碍。

过度关心自己也会有焦虑倾向。这些人通常以自我为中心，非常关注自己的健康状况。当他发现自己有任何不适的身体症状时，他会非常紧张而马上采取各种医疗行为。一些轻微的不适如头痛、颈酸、腹痛等也会引起他对严重疾病的强烈幻想和恐惧，并有可能发展成严重的焦虑障碍。

⑧ 女性焦虑症为何比男性多

焦虑症是一种常见的心理障碍。根据一项在 27 个国家开展的大规模全球精神调查显示，在经济发展水平高的国家，人群中焦虑症的患病率高，其中女性焦虑症的发病率是男性的 1.3 ~ 2.4 倍，尤其在 25 ~ 55 岁的女性中更为多见。处在这个年龄段的女性对自己的外貌、工作、婚姻和家庭等有着许多顾虑，面临许多问题。女性为何容易产生焦虑症？归纳为以下因素。

（1）心理特点与男性不同：从心理特点看，通常女性比男性心思细腻，对亲情、工作等比男性要求更高，容易感到担忧。

（2）父母的教育方式：有两个方面的问题，一是儿童期，有一些父母，特别是母亲，往往要求孩子顺从、听话，而未能真正关心孩子内心的需要。这种内在需要使得孩子处于自我意志与父母管教长期背道而驰的矛盾中，使得孩子长大后容易产生焦虑。二是父母的过度保护，父母常常通过吓唬孩子，以限制其自由。常常告诫孩子这个世界是如何的危险。以上两种教育方式对女孩更是影响很大。因此，长大后当有突发事件时，这种儿时受的教育理念会强烈地反射出来，使得成年女性更容易产生焦虑。

（3）社会因素：社会往往把女性纳入弱势群体，列为保护对象。但这种保护使得一部分女性处于从属地位，这种从属地位往往影响了她们的生活方式和考虑问题的方式，容易为生活而担忧。

焦虑症的临床表现有哪些

焦虑症临床表现多为植物神经功能紊乱。其症状表现有：

（1）呼吸困难较突出：主观感觉吸气不足、胸闷、呼吸不畅，可出现叹息样呼吸或窒息感。

（2）心血管症状：心前区疼痛，呈针刺样或隐痛、钝痛等，可持续几小时，局部有压痛感；心慌、心悸很常见。

（3）神经系统症状：耳鸣、视力模糊、全身发麻、刺痛感、全身不适、头晕及晕厥感。

（4）消化系统症状：口干、无味、恶心、呕吐、腹痛、腹泻，上腹部有难以说清楚的难受、腹胀、消化不良、大便干燥等。

（5）泌尿系统症状：尿频、尿急、阳痿、勃起不能、性欲冷淡、痛经、月经紊乱等。

（6）肌肉运动系统症状：常见的为肌肉紧张症状，如头颈、面部、四肢肌肉紧张，可产生收缩性或挤压性头痛，以前额部或后枕部比较明显，还有颈部、肩、腰、背部表现疼痛、僵硬感，严重时可出现震颤、抽搐等；由于震颤，可造成精细动作的困难和工作效率下降。

（7）睡眠障碍：典型症状为入睡困难，卧于床上思虑重重，辗转反侧而无法入眠，也可表现睡眠浅、多梦、易惊醒。

植物神经功能紊乱的其他表现还有手心、足心多汗，急性发作时可出现大汗淋漓等。

⑩ 焦虑症与哪些社会心理因素有关

焦虑症的发生与社会心理因素有关，常见诱因是心理冲突。焦虑症的发生常与激烈竞争、超负荷工作、长期脑力劳动、人际关系紧张等密切相关。焦虑症患者往往无法理解自己的焦虑，似乎找不出十分充足的理由来解释这种现象，但是从心理治疗的角度，寻找焦虑症的病因往往是治疗的关键。

现有的一些心理学派对应激理论有一定研究，如应激理论和外界的不良刺激有关。

应激理论认为，当应激事件发生时，例如重大的天灾人祸、意外不幸、亲人病危、工作调动、人际关系紧张等都可诱发焦虑反应，但焦虑反应的强弱程度与个体素质差异有关。一贯缺乏自信、躯体情况不佳或胆小羞怯者，对应激的应对能力较差，容易焦虑。

各种外界的不良刺激，能使人产生应激反应，常诱发焦虑和恐惧。一般认为，焦虑本身是积极应激的本能，那么应激行为，包括应激准备，应该是焦虑症的主要原因。由于应激行为的强化，在某些情况下（比如信息缺失），会出现"刺激—反应"的错误联结，或者程度的控制不当，使应激准备过程中积累或调用的心理能量得不到有效释放，出现持续紧张、心慌，并影响到后续行为，而甲状腺素、去甲肾上腺素这些和紧张情绪有关的激素的分泌紊乱（过量），则对以上过程有放大作用。担心、多疑等表现，也可作为思维能量过度释放的标志。

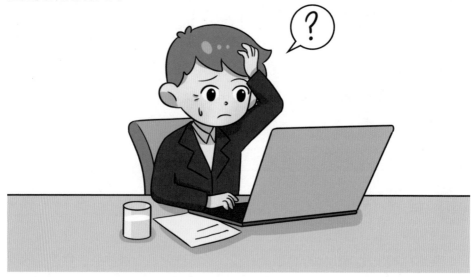

11 更年期为何容易有焦虑症状

在医学上一般把女性卵巢功能从旺盛状态逐渐衰退到完全消失的过渡期及男性 50 ~ 60 岁这个年龄阶段，称为更年期。更年期是人生中的一个重要转折阶段，在这个阶段中人在生理上会发生很大变化，抵抗疾病的免疫功能降低，神经内分泌系统的功能逐渐衰退，激素水平逐渐降低，一系列的生理功能变化带来一系列的心理变化，发生情绪上的变化和躯体疾病，从而产生更年期综合征。更年期焦虑症是一种发生在更年期的常见情绪障碍，常有某些躯体或精神因素作为诱因。激素的失衡，影响了大脑神经递质的功能，故出现情绪不稳定，容易产生焦虑、烦躁、忧郁和多疑情绪。

更年期综合征的一个重要的症状就是过分焦虑担忧，几乎见于每一位患者。同时，更年期的人们还承受着来自工作、家庭以及社会各方面的压力，因而在心理上也发生着明显的变化，焦虑现象更加频繁。焦虑常常造成人际关系紧张、工作难以适应。

12 焦虑和抑郁有什么不同

抑郁是一种复杂的情绪状态，可从轻度心情烦闷、消沉、郁郁寡欢、状态不佳、心烦意乱、苦恼、忧伤到悲观、绝望。处于抑郁状态的人常觉心情沉重，提不起精神，高兴不起来，做事缺乏动力，对外界的事物没有兴趣，自信心下降，觉得生活没有意思。有人整日忧心忡忡、胡思乱想、郁郁寡欢、度日如年、痛苦难熬、思维变得迟钝甚至动作变得迟缓，有时甚至可有自杀的念头或行动。在抑郁状态下可出现焦虑、激越症状，如表情紧张、局促不安、惶惶不可终日，或不停地来回踱步、搓手、揪头发，或无目的地摸索等。

临床上的"焦虑"指的是一种没有明确原因的、令人不愉快的紧张情绪。

焦虑症的主要症状是，患者充满了过度的、长久的、无缘无故的焦虑和担心，这些担心和焦虑却没有一个明确的原因。焦虑症的焦虑和担心持续在6个月以上，其具体症状包括4类：身体紧张、自主神经系统反应性过强、对未来无名的担心、过分机警。这些症状可以单独出现，也可以同时出现。

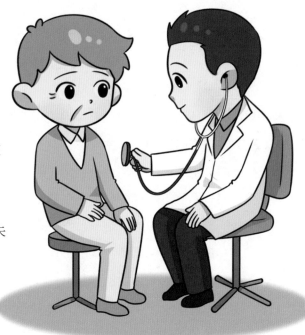

虽然抑郁症和焦虑症是不同的疾病，但临床上不少患者可能同时出现抑郁症状和焦虑症状，或者同时患有这两种疾病，在神经病症诊断分类系统中被称为焦虑抑郁症。

13 如何自测焦虑症状

以下是焦虑症状自评。本自评仅用于了解，不能用于诊断。

自评注意事项：下面有20条文字，请仔细阅读每一条，把意思弄明白，然后根据最近一星期的实际情况在适当的选项上打"√"。每一条文字后有4个选项，[A]表示没有或很少时间；[B]表示小部分时间；[C]表示相当多时间；[D]表示绝大部分或全部时间。

（1）我觉得比平时容易紧张或着急。

[A] [B] [C] [D]

（2）我无缘无故会感到害怕。

　　［A］［B］［C］［D］

（3）我容易心里烦乱或感到惊恐。

　　［A］［B］［C］［D］

（4）我觉得我可能将要发疯。

　　［A］［B］［C］［D］

（5）我觉得一切都很好。

　　［A］［B］［C］［D］

（6）我手脚发抖打颤。

　　［A］［B］［C］［D］

（7）我因为头疼、颈痛或背痛而苦恼。

　　［A］［B］［C］［D］

（8）我觉得容易衰弱和疲乏。

　　［A］［B］［C］［D］

（9）我觉得心平气和并且容易安静坐着。

　　［A］［B］［C］［D］

（10）我觉得心跳得很快。

　　［A］［B］［C］［D］

（11）我因为一阵阵头晕而苦恼。

　　［A］［B］［C］［D］

（12）我觉得要晕倒似的。

　　［A］［B］［C］［D］

（13）我吸气呼气都感到很容易。

　　［A］［B］［C］［D］

（14）我的手脚麻木和刺痛。

　　［A］［B］［C］［D］

（15）我因为胃痛和消化不良而苦恼。

　　［A］［B］［C］［D］

（16）我常常要小便。

　　[A] [B] [C] [D]

（17）我的手脚常常是干燥温暖的。

　　[A] [B] [C] [D]

（18）我脸红发热。

　　[A] [B] [C] [D]

（19）我容易入睡并且一夜睡得很好。

　　[A] [B] [C] [D]

（20）我做噩梦。

　　[A] [B] [C] [D]

计分：正向计分题 A、B、C、D 分别按 1、2、3、4 分计；反向计分题分别按 4、3、2、1 计分。反向计分题号：5、9、13、17、19。总分乘以 1.25 取整数，即得标准分，分值越小越好，如果您的得分超过 50 分，那么您可能需要专业人士的帮助。

第二章　生活调节可治愈

1 焦虑症患者日常需要注意哪些事项

面对焦虑症需要强调对病因预防，去除或控制可能的病因、诱因及其他影响因素。焦虑症患者一定要养成良好的生活、饮食习惯，凡事量力而为，不依赖酒精、药物缓解压力，必要的时候可以尝试着以茶代酒提神醒脑，从而远离焦虑。

（1）不苛求自己，凡事量力而为：了解自己的工作能力，责任感强、自我要求高的人尤其要留心，不要制定太高的目标，不然容易受挫折。可将目标分成逐级而上的小目标，一步步达成。如果已经罹患焦虑症，避免在治病期间，做重大决定，巨大的压力可能使病情恶化。

（2）摄取足够的营养素：多摄取碳水化合物、蛋白质、脂肪类、B族维生素、矿物质，通过调整饮食防治焦虑。碳水化合物能提高血清素水平，具有缓解压力、改善情绪的作用，糙米、大麦、小麦、瓜类与高纤蔬菜都是极佳的食物来源；制造多巴胺需要氨基酸作为原料，富含氨基酸的香蕉、奶制品都是不错的选择。

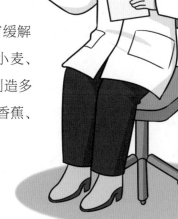

（3）养成良好的生活习惯：养成固定的生活作息，定时就寝、按时起床，有助于改善失眠，避免失眠引起的情绪

低落、脾气暴躁。睡前不要看竞争性强的节目、引人入胜的小说，不要吃得太饱、不喝含咖啡因的饮料。

（4）不用酒精、药物改善焦虑：酒精能暂时提高血清素水平，降低紧张或焦虑，但是大量、长期饮用酒类之后，反而容易产生身体依赖症状，进而影响情绪。镇定剂、安眠药等药物能立即改善焦虑、帮助入眠，但具有成瘾的问题，长期使用危害更大。

（5）控制影响焦虑的其他疾病：对于有焦虑症的患者，尤其 40 岁以上男性、绝经后女性或者患有哮喘、高血压、糖尿病、冠心病等危险人群，均应定期检查和防治，以期早防早治。

（6）注重预防，及时治疗：焦虑症患者，应在预防的基础上进行合理的治疗。在医生指导下，选用一些抗焦虑药物，每天坚持按时服药，严格遵医嘱服用。定期做自我测量，观察焦虑指数，随时调整治疗方案。

② 患者要养成哪些良好的生活习惯

（1）保证充足睡眠：保持良好生活习惯，定时起床进食，保证充足睡眠时间，是预防焦虑症的有效方法。中医认为，子时（23 时至次日 1 时）是胆经的流注时间，此时胆经气血最旺，是人体进行"大修"的时间，这个时间人体最好进入睡眠休息状态。睡眠好，精神足，情绪自然好。

（2）坚持运动锻炼：运动是预防焦虑症的积极方法，能加强人体的新陈代谢，疏泄负面心理能量，有效预防焦虑情绪的发生，还有助于增强体质，产生积极的心理感受。一般选择一两种有氧运动，如晨练太极拳、晚散步等。

（3）积极参加社交活动：根据个人情况，可以选择性参加集体唱歌、跳舞等文艺活动，进行吹口琴、弹电子琴、吹笛子、拉二胡、练书法、学画画、养花草鱼虫等自娱自乐活动或走亲访友。这些活动均有益于松弛紧张的情绪、增强体质、增加人际情感交流、开阔眼界、陶冶心情，宣泄不愉快情绪，从而预防焦虑。

（4）体质调养，适时养生：焦虑患者多见肝郁、气虚、血虚、阳虚等。因此，患者可在医生的指导下，长期服用逍遥丸、四君子汤、十全大补丸、四物汤、附子理中汤、四逆汤等，必要时结合个体化药物调整，尽量多进行室外活动。这些都是预防焦虑症复发的积极方法。

部分体质偏颇的患者每逢入秋或转春等季节交替时病情发作。此类患者应在季节交替之时，针对其不同的体质提前服用中药汤剂、丸剂、散剂、膏方或用穴位按摩等方式，配合减少工作量、生活起居规律、运动适当，尽量保持情绪稳定，才能尽量减少焦虑症复发。

（5）性格调整：部分患者有焦虑倾向，想法消极，遇到事情常常往不好的方向想，越想越焦虑。此类患者应及时疏导情绪，调整消极想法，甚至坚持长期心理治疗，尤其结合团体治疗，均可以在一定程度预防复发。

（6）家庭关怀：家人的理解、支持与陪伴，对于减少焦虑症发作、促进恢复有重要作用。有研究显示，发生不良事件后，没有家人支撑的妇女发生焦虑症的概率为40%，而有家人支撑的妇女发生焦虑症的概率只有4%。倘若得到家人的理解和支持，焦虑症患者的病耻感将明显降低，其自信心易恢复，更能融入社会。

3 患者康复期间怎样做好生活调护

（1）生活规律，按时作息。

（2）居住环境要宽敞、明亮、通风，可悬挂意境悠远的国画等装饰，以帮助舒畅情志；避免过度拥挤阴暗。

（3）主动寻求快乐，多参加社会活动、集体文娱活动，多与朋友聚会，常看喜剧、听相声，观看富有鼓励、激励意志的电影、电视节目。

（4）多听轻松、开朗、活泼的音乐，以提高情绪。

（5）多读积极的、鼓励的、富有乐趣的、展现美好生活前景的书籍，以培养开朗、豁达的性格，在名利上不计较得失，知足常乐。

（6）多运动，每天运动不少于 30 分钟。

（7）禁烟限酒。

4 焦虑症患者家属能做什么

焦虑症患者的康复除及时治疗外，家庭护理非常重要，包括以下几种方式。

（1）心理护理：焦虑症患者自卑心理较重，对事物大都悲观失望，缺乏信心，甚至绝望。家属应多与患者接触交谈，随时掌握其思想动态，经常给予帮助和鼓励，帮他们树立信心。对患者要做到不厌其烦，耐心细致地沟通，并尽量满足患者的合理需求。

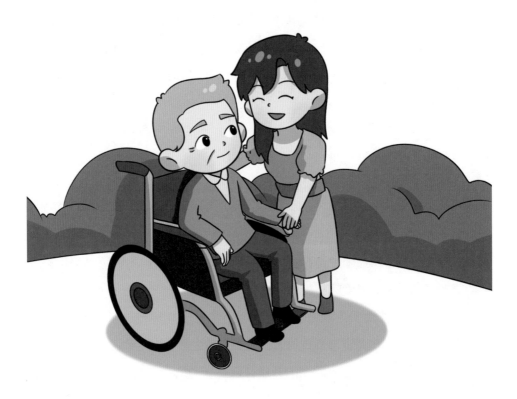

（2）熟悉病变：一般焦虑症有明显好转时可从 3 个方面进行评估：睡眠、饮食和思维改善。家属要掌握病情好转的这些指征，做到心中有数。若患者食欲不振，夜间睡眠差，体重不增，说明病情尚未好转，应继续服药，不可掉以轻心，必要时应住院治疗。

（3）督促用药：家属应督促患者维持用药，尤其是病情好转处于康复期的患者，千万不可病刚好就停药，这会增加复发概率。停药与否应在医生指导下进行。

（4）鼓励活动：家属在协助患者做好生活护理，注意调理饮食，保证其充足睡眠的同时，对病情较轻者，应鼓励他们多活动，可做一些力所能及的劳作和参加轻松愉快的活动，如听音乐、下棋、跳舞、散步、打球、绘画、种花草、养鸟和鱼等，以分散注意力，达到缓解病情的目的。

5 运动有利于治疗焦虑症吗

研究显示，焦虑症患者经过持续的运动后，焦虑的情绪大为改善。另一个针对一般男性的研究也显示，不运动的男性患焦虑症的概率高于常运动的男性。总结起来，运动对于焦虑症患者的影响主要体现在以下 3 个方面。

（1）减轻压力：身体在运动时会促进内啡肽的分泌，令人感到快乐，减轻压力对焦虑症患者的影响。

（2）转移注意力：当身体活动到一定程度时，焦虑症患者的注意力自然会被转移，不再沉迷于负面的想法中。

（3）增加自信：持续进行运动，体力变好，疲劳、无力的状态会得到改善，这种转变能令焦虑症患者产生自我掌控感，提高自信心。

规律的运动有益身心健康，尤其是到户外从事非竞争性的运动。只有身体运动起来，才能达到身体与心理的和谐。对于正在饱受焦虑困扰的患者而言，合理的运动能够缓解焦虑症状，增强治疗焦虑症的效果。曾经患过焦虑症者更应该养成良好的运动习惯。

6 适合焦虑症患者的运动项目有哪些

　　焦虑症的发病因素较多，适合焦虑症的运动疗法也在不断推陈出新，例如散步、瑜伽、慢跑、体操、养生太极拳、游泳、放风筝、骑自行车等，都是可供焦虑患者选择的锻炼方式。

7 焦虑症患者应遵循什么样的运动原则

　　尽管人人都知道多运动有各种各样的好处，但并非所有运动都适合焦虑症患者。例如具有竞争性的运动就不适合，因为与人竞争会增加压力。超过90分钟的激烈运动会释放出压力激素，这不利于缓解焦虑。焦虑症患者参加运动应遵循以下原则。

　　（1）制订合理的运动计划：焦虑症患者要想达到最佳运动治疗效果，就应该根据自身情况来合理安排运动计划，比如要依据年龄、病情、身体素质、运动经历等个体差异来安排适合自己的运动方式。平日缺乏运动的焦虑症患者应从简单的运动方式开始，由低强度到中强度以身体可承受的方式去做一些力所能及的运动，比如步行、上下楼梯等。

　　（2）注意运动时间和强度：焦虑症患者在进行运动前应进行全面的身体检查，以排除各种可能的合并症或并发症，并以此确定自己的运动量。运动不应操之过急，超出自己的适应能力。运动量的大小和时间的长短以不发生主观症状（如心悸、呼吸困难或心绞痛等）为原则。

运动时间的计算包括运动前的准备活动、运动过程以及运动后的放松活动，一般情况下运动前后应分别留出 5 ~ 10 分钟的热身或放松时间，使机体逐渐适应从静止到运动或从运动到静止的变化。

由于个人的体质、所伴随的疾病等不同，运动强度也不可能一致。一般情形是，运动时应达到个体最大心率的 79% ~ 85%，运动以有节奏、张力性及重复性活动为宜。

只有达到一定的运动量并长期坚持，才能起到缓解焦虑的效果。

8 焦虑症患者怎样进行散步

散步宜在优美安静的环境中进行，能改善心肺功能，提高摄氧效果。建议焦虑症患者每天步行 1500 米，并力争在 20 分钟内走完。以后逐渐加大距离，直到 45 分钟走完 4500 米。散步早晚均可进行，但以晨走效果更佳，因为清晨散步，会加快"唤起"新陈代谢功能，进而有效缓解焦虑症状。也可根据自身体力，调节行走速度。患者能长期（至少 1 个月以上）坚持每天一次户外散步，就可收到明显效果。

散步可以用于焦虑症治疗，同时如果患者还伴随其他疾病则可以选择不同的散步方式。下面将介绍有益于不同病症的散步方式。

（1）普通散步：散步速度应保持在每分钟 60 ~ 70 步，每次 20 ~ 30 分钟为宜。此方法适合患有冠心病、高血压、脑出血后遗症或呼吸系统疾病的老年人。

（2）快速散步：散步时昂首阔步、健步快走，每次 30 ~ 40 分钟。此方法适合慢性关节炎、胃肠道疾病恢复期的患者。

（3）逆向散步：又称倒退散步。散步时膝盖挺直，目视前方，每次先倒退 100 步，再向前走 100 步，反复多遍，以不觉疲劳为宜。此法可防治老年人腰腿痛、胃肠道功能紊乱。

（4）定量散步：此方法是按照特定路线、速度和时间走完规定路程，最好将平坦路面与爬坡攀高交替，快慢结合。此法对人的心肺功能大有益处。

（5）摆臂散步：散步时两臂随步伐做较大幅度摆动，可强化骨关节和呼吸功能，防治肩周炎。

（6）摩腹散步：这是中医传统的运动养生法。每走一步用双手旋转按摩腹部一周，正反向交替进行，每分钟 40 ~ 60 步，每次 5 ~ 10 分钟。此法适合患有慢性胃肠疾病的老年人。

9 焦虑症患者怎样进行跑步锻炼

科学研究证实，跑步时大脑分泌的内啡肽是一种类似于吗啡功能的生化物质，是天然的止痛剂，能给人以欣快感，对减轻心理压力具有独特的作用。选择跑步时间在傍晚为宜，速度为每分钟 100 步，每周至少 3 次，每次持续 15 分钟。

有人认为，跑步谁不会啊，穿上运动服，再配上一双舒服的运动鞋，不就可以了吗？看似平常的一项运动，其实有许多科学性在里面，如果平时锻炼不注意，很容易造成运动损伤，而且即使你跑到体力已经消耗殆尽，也没什么健身效果。以下不正确的跑步姿势需注意。

（1）低头跑步：有的人跑步时喜欢低头，这种姿势就不正确。跑步时要保持头和肩膀的稳定，尽量让头朝着正前方，除非道路不平，否则不要低头，两眼要注视前方，不能收胸，要把胸打开。

（2）手臂摆动幅度大：有人跑步时手臂摆动幅度很大，跑步者以为这样

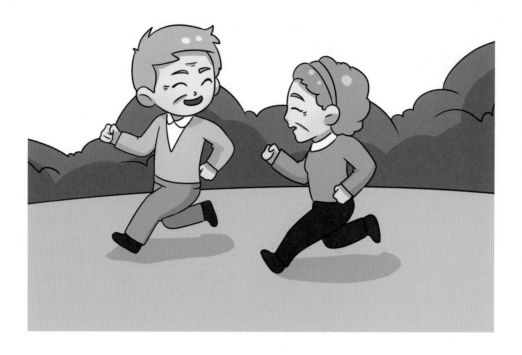

可以锻炼到手臂，但大幅度的姿势并不正确。正确的摆臂动作应该是左右动作幅度不要超过身体正中线，保持手臂的放松，肘关节大约呈90°。

（3）上身挺直：有的人在跑步机上跑步时，上身挺得直直的，这样其实也是不对的。跑步时，腰部要保持自然的直立，但不能过直，而且要保持身体前倾状态。身体前倾状态可以减轻膝关节的重负，减少运动伤害，而且还能保持较高的动力。

（4）步伐大：有的人跑步的步伐特别大，小腿伸得特别远。这样也是不正确的。因为，步伐太大，可能就会用脚跟着地，对骨骼和关节有损伤。正确的做法应该是用前脚掌着地，这样可以起到一个缓冲的作用，不会损伤骨骼和关节。

第三章　饮食治疗更简便

① 饮食与焦虑症有什么关系

情绪和食物是相互联系的。当你在严格节食时，心情大多沮丧，而当你深嗅一下喜爱的食物并咬上一口时，感觉是多么美好。生活中，有人会觉得"在烦恼焦虑的时候，吃是唯一的安慰"。可见，人的喜怒哀乐、焦虑症的发生与饮食有着密切的关系。合理的饮食能够有效地保持身体和精神的健康状

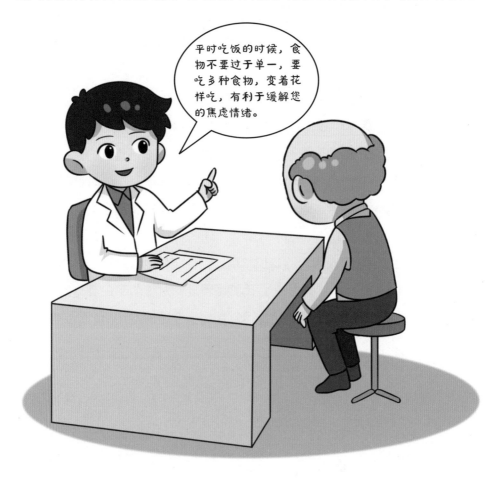

态，对焦虑症的防治也大有裨益。脑中的 5-羟色胺、多巴胺、肾上腺素等会受到我们所吃的食物的影响。当脑分泌 5-羟色胺时，大脑呈休息、放松状态。当分泌多巴胺及肾上腺素时，我们倾向于思考、动作敏捷，也较具有警觉性。

5-羟色胺在食物和情绪之间提供了一个桥梁。对下丘脑内 5-羟色胺水平的测定显示：5-羟色胺在食物吸收期间降低，在预期食物到达时升高，在进食期间达到高峰，它主要对碳水化合物的摄入发生反应。5-羟色胺来源于饮食中的色氨酸，血中色氨酸水平随饮食中碳水化合物含量的变化而变化，血中色氨酸和脑中 5-羟色胺水平的升高可能是食用食品后导致情绪激动的原因。

因此，饮食与情绪有关，已有焦虑倾向或已患焦虑症的人，日常生活应遵循一定的饮食原则，以尽快摆脱焦虑困扰。

② 治疗焦虑症的饮食原则是什么

（1）多吃含钙食物：一般认为，焦虑症患者往往缺乏食欲，消化吸收差。而多吃含钙食物，可增进食欲，促进消化吸收，易使人保持愉快的心情。因此，焦虑症患者宜多吃含钙食物。含钙较丰富的食物有：牛奶、鱼、虾、红枣、柿子、韭菜、芹菜、蒜苗、黄豆及豆制品等。

（2）注意补充镁：镁有抑制神经应激性的作用，机体缺镁时，常常会使人郁郁寡欢，乏力倦怠，情绪消极，有人还会发生惊厥。虽然含镁的食物比较丰富（如肉类、鱼类、蛤类、绿叶蔬菜、豌豆以及大部分水果），但是长期偏食、节食和消化功能紊乱的人，仍会出现镁的缺乏。现在粮食加工过于精细，使镁的损失很大，心情焦虑者应多吃杂粮、粗粮，最好粗粮、细粮搭配食用。

（3）补充氨基酸：氨基酸对振奋人的精神起着十分重要的作用。大脑必须利用氨基酸来制造某种神经递质。色氨酸是大脑制造神经递质重要物质，它可以增加5-羟色胺的合成，对缓解焦虑症状有很大帮助。在某些食品中含有较丰富的色氨酸，如牛奶、牛肉、火鸡肉、鸡肉、鱼肉、扁豆、豌豆、花生和大豆，多食用上述食品及碳水化合物，有助于大脑摄取色氨酸。身体内色氨酸太少就会造成大脑神经传递素的下降，使人患上焦虑症。

（4）补充酪氨酸：酪氨酸也是大脑所需要的物质，对那些长期处于情绪紧张的人有好处。酪氨酸促进肾上腺素的制造及提高多巴胺的含量，让人心情愉悦，并给予我们动力及驱策力。如果饮食含有此氨基酸，则一些无法控制的情绪状况会得以避免。成熟香蕉、甜瓜、菠萝含有特殊的氨基酸，有助于刺激"快乐激素"——血清素即5-羟色胺的合成，因此多吃上述水果可以缓解精神焦虑。

（5）补充B族维生素：B族维生素对治疗焦虑症有较大的帮助。B族维生素能够帮助人体内氨基酸代谢，对神经系统作用也很大。研究人员发现，如果焦虑症患者的血液中含有较多的维生素B_{12}，患者治疗后效果就比较显著。老年患者如果体内含有较多的B_1、B_2和B_6，治疗效果明显好于其他焦虑症患者。

含有丰富B族维生素的食品：小麦胚芽、猪腿肉、大豆、花生、里脊肉、火腿、黑米、鸡肝、胚芽米等是含有丰富维生素B_1的食品；猪肝、牛肝、鸡肝、香菇、小麦胚芽、鸡蛋、奶酪等是含有丰富维生素B_2的食品；肝、肉类、牛奶、酵母、鱼、豆类、坚果类、蛋黄、蔬菜、奶酪等是含有维生素B_6、维生素B_{12}、烟酸、泛酸和叶酸的食品。饮食中应注意多食用以上食物。对于严重焦虑症患者，也可在医生指导下使用B族维生素注射液。

（6）多吃糖类：糖类对脑部有安定的作用，多吃糖类能够提高脑部色氨酸的含量，色氨酸可参与合成血清素，有稳定情绪、解除焦虑的作用。如果你感到紧张而希望放松心情时，可以吃糖类。糖类分简单糖和复合糖。简单糖有蔗糖、葡萄糖、麦芽糖。复合糖包括淀粉、糖原、糊精。复合糖主要来源于谷类、薯类、豆类等食物。

3 适宜患者食用的食物有哪些

鱼肉、香蕉、葡萄柚、菠菜、全麦面包、樱桃、低脂牛奶等，这几种营养素能帮助身体所储存的血糖转变成葡萄糖，葡萄糖正是脑部唯一的燃料，能帮助人体维持旺盛精力和消除焦虑。

（1）深海鱼：全世界住在海边的人都比较快乐，这不只是因为大海让人神清气爽，还因为住在海边的人经常吃鱼。哈佛大学的研究指出，海鱼中的 ω-3 脂肪酸与常用的抗忧郁药如碳酸锂有类似作用，能阻断神经传导路径，让我们的身体分泌出更多能够带来快乐情绪的血清素。

（2）香蕉：嫩黄色的香蕉不仅美味，而且含有一种生物碱。这种生物碱可以振奋人的精神和提升信心。此外，香蕉富含色胺酸和维生素 B_6，可帮助大脑制造血清素。

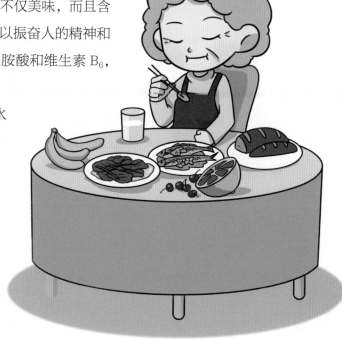

（3）葡萄柚：口感好、水分足的葡萄柚带有淡淡的苦味和独特的香味，无论是吃起来还是闻起来都非常新奇，可以振奋精神。葡萄柚里维生素 C 含量特别多，它不仅可以维持红细胞的浓度，增强身体的抵抗力，而且也可以抗压。最重要的是，在制造多巴胺、肾上腺素这些愉悦因子时，维生素 C 是重要成分之一。

（4）全麦面包：碳水化合物可以帮助增加血清素，有些人把面食、点心这类食物当作可以吃的"抗忧郁剂"是有一定道理的。但是吃点心容易摄入过多热量，所以吃复合碳水化合物，如全麦面包等虽效果慢一点，但更健康。

（5）菠菜：患者在吃了菠菜后会心情变好。研究人员发现，缺乏叶酸会导致脑中的血清素减少，导致忧郁情绪，5 个月后会出现无法入睡、健忘、焦虑等症状。几乎所有的绿叶蔬菜和水果都含有叶酸，而菠菜含叶酸较多，能提高大脑中的血清素含量，有助于晚上入睡，缓解焦虑和焦虑症状。

（6）樱桃：樱桃被西方医生称为自然界的阿司匹林。因为樱桃中有一种叫作花青素的物质，能够制造快乐，在心情不好的时候吃一些樱桃也许更有效。

（7）大蒜：大蒜虽然味道过重，但会带来好心情。德国科学家一项针对大蒜的研究发现，食用大蒜后可以带来好心情，焦虑症患者吃大蒜制剂，有助于缓解疲倦和焦虑，也更不容易发怒。

（8）南瓜：南瓜之所以和好心情有关，是因为它们富含维生素 B_6 和铁，这两种营养素都能帮助身体所储存的血糖转变成葡萄糖，葡萄糖正是脑部唯一的"燃料"。

（9）低脂牛奶：美国医药中心研究发现，让有经前综合征的妇女吃 1000 毫克的钙片 3 个月后，3/4 的人都感到更容易快乐，不容易紧张、暴躁或焦虑。日常食品中，钙的最佳来源是牛奶、酸奶和奶酪，且低脂或脱脂牛奶含有更多的钙。

（10）鸡肉：英国心理学家给参与测试者吃了 100 微克的硒后，他们普遍反映觉得心情很好，而硒的丰富来源就包括鸡肉。

哪种颜色的食物能改善患者症状

红色食物中含有丰富的 β 胡萝卜素、天然铁质和番茄红素，有助于减缓疲劳，并且有驱寒作用，可以令人精神抖擞，增强自信及意志力，使人充满力量。例如我们常吃的苹果、樱桃、大枣、西红柿、红辣椒、草莓、西瓜等都是焦虑症患者的"天然良药"。红色蔬果在视觉上也能给人刺激，让人胃口大开，精神振奋，焦虑症患者不妨多食用。

橙色食物含有许多的胡萝卜素，是强力的抗氧化物质，可以减轻空气污染对人体造成的伤害，并有抗衰老功效。由于橙色接近光谱中红色的一端，因此同样让人心情愉快，精神旺盛。这类蔬果包括南瓜、橙子、橘子、胡萝卜等。

黄色的食物能帮助焦虑症患者心情开朗，增加幽默感，而且黄色食物能让人精神集中。所以，在精神涣散的夜晚，喝一杯甘菊茶能让思维重新进入状态。这类黄色的食物还包括香蕉、玉米、柠檬、哈密瓜等。

焦虑症患者一方面，除了进行上述饮食调理，平时需注意平衡体内阴阳，调理气血，使阴平阳秘，气血冲和，从而使疾病失去发病基础。另一方面，亦需注意培养个人应付突发事件的能力，调节情志，化解不良精神刺激。

5 患者常用的食疗方有哪些

（1）饮茶

用玫瑰花、佛手、夏枯草、菊花、龙眼肉任选 2 ~ 3 种泡茶，既方便又实惠有效，有疏肝解郁、理气宽中、清泻肝火、补心安神、养血益脾之功。

（2）煮汤

① 甘麦大枣汤。甘草 10 克，浮小麦 30 克，大枣 6 枚，放入两碗清水中煎至一碗，去渣饮汤，连服 5 ~ 7 天。适用于幻觉、烦躁不安、失眠、潮热

盗汗等患者。

②天麻炖猪脑。天麻 10 克，猪脑 1 付，清水适量，隔水蒸熟服用，每日或隔日 1 次，连用 5～7 次。适用于眩晕、眼花、头痛、耳鸣合并有高血压、动脉硬化的患者。

③百合鸡蛋汤。百合 60 克，加水 3 碗煎至 2 碗，取鸡蛋 2 个，去蛋白，将蛋黄搅烂，倒入百合汤内搅匀，煮沸，加冰糖适量调味，分 2 次一日服完。适用于心神不宁、心烦少寐、头晕目眩、手足心热、耳鸣、腰酸背痛等患者。

④虫草炖水鸭。水鸭 1 只，去内脏洗净，将冬虫夏草 10 克，放入水鸭腹内，缝好切口，加水适量炖熟，用盐、味精调味，佐餐食用。适用于久病体虚、食欲不振、失眠、阳痿、遗精等患者。

6 更年期焦虑症患者怎样选择食物

（1）均衡且多样：由于更年期时身体新陈代谢会降低，每餐建议只吃八分饱，而食材尽量多样，包括五谷根茎类、油脂类、肉蛋类、豆类、奶类、蔬菜类、水果类等食物。如果一天能够摄取多种食物，就比较容易保持饮食均衡、多样的原则。

（2）避开发汗食物：更年期容易潮热，平时应尽量减少咖啡、酒等刺激性饮料以及辛辣的食物，避免加重出汗、发热的情形，影响心情。

（3）每天多一点钙：缺乏钙质会令人焦虑，加上更年期容易流失钙质，不妨多摄取含钙的食物，如小鱼干、酸奶、黄豆等。接近 50 岁者，钙质每日建议摄取量为 1000 毫克，50 岁以上者为 1200 毫克。

（4）善用黄豆：黄豆富含色氨酸、异黄酮、钙质等营养成分，可以改善更年期潮热、心悸、盗汗、失眠、心神不安等不适。其中异黄酮作用类似雌激素，被视为"激素补充疗法"的最佳替代物质，建议更年期女性适量食用。

（5）多吃黄绿色蔬菜：到了更年期，容易出现肠胃蠕动变慢、便秘的现象，令人苦恼，而黄绿色蔬菜不仅是维生素和矿物质的来源，具有抗氧化、抗癌的作用，也富含纤维，可预防便秘，又能增加饱腹感，有助于控制热量摄取，避免发胖。

（6）多吃深海鱼：深海鱼富含 ω-3 脂肪酸，可降低动脉阻塞、罹患高血压及焦虑症的概率。深海鱼可作为更年期女性的日常养生食品，但不建议以油炸方式烹饪。

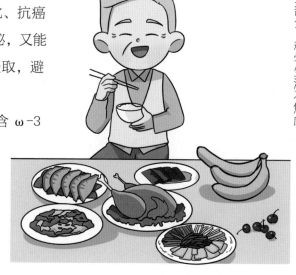

7 产后焦虑症怎样选择食物

产后多摄取富含 B 族维生素、维生素 C、镁的食物，能够增加血清素，缓解和预防焦虑。

（1）富含 B 族维生素的食物：B 族维生素是构成脑神经传导物质的必需物质，还可促进色氨酸转换为烟酸，舒缓情绪波动。

（2）富含镁的食物：镁具有放松紧张情绪、美化肌肤、促进钙、磷代谢等作用。空心菜、菠菜、发菜、豌豆、红豆、绿豆、小麦胚芽、腰果等，都是不错的选择。

（3）富含维生素 C 的食物：维生素 C 与体内细胞膜的完整有关，能增强免疫力、促进胶原形成，并具有消除紧张、安神、宁心等功效。新鲜蔬果如花椰菜、油菜、小白菜、生菜、马铃薯、番茄、柑橘、橙子、葡萄柚、木瓜、香瓜等都是不错的摄取来源。

8 经前焦虑患者怎样选择食物

部分女性经期前一周会出现种种不适症状，称为"经前症候群"。情绪起伏不定，容易情绪低落，因小事发怒，症状轻微者可以通过均衡的营养摄取改善。

（1）宜多吃的食物：蛋、鱼、肉、奶、豆类、蔬菜、水果、五谷杂粮都要均衡摄取。多吃高纤维食品，增加血液中的镁含量，其可发挥镇静神经的作用。多吃绿叶蔬菜与淀粉类食物；减少肉类的摄取比例，多吃山药、香蕉、苹果、马铃薯等有抗压功能的食物。

（2）避免食用的食物：经期前一周就要调整饮食习惯，茶、酒、咖啡等刺激性食品要尽量避免。咖啡因会促使乳房胀痛，还会引发焦虑不安、忧郁的症状。

避免冰品、生冷食物，保证气血畅通，为即将来临的经期做好准备。

避免高油脂、过咸、高糖及刺激类食物，如油炸食物、糕饼、腌渍酱菜、加工肉品、罐头、巧克力、辣椒等。

少吃甜食：有些女性此时会嗜吃甜食，但吃太多甜食，会让血糖升高，反而会加重症状，应以五谷杂粮代替甜食，尽量维持血糖稳定。

9 焦虑症患者的饮食有哪些禁忌

（1）忌错过正餐：现代人常因为早上时间紧张不吃早餐，或者不觉得饿就少吃一餐，这些做法对身体和心理健康都有负面影响。人体处在低血糖状态，容易疲倦、体力不济、注意力不集中，增加心脑血管的负担，也容易引发焦虑和空虚感，加重焦虑症的病情。

（2）忌边用餐边开会：应该在心情愉快、悠闲、没有压力的状态下用餐。

一边用餐一边开会，容易使身心处在紧张、高压的状态，一方面用脑过度，另一方面也没有心思选择均衡的饮食，只求填饱肚子，于健康无益。

（3）忌吃油炸物：吃油炸食物，容易吃进大量过氧化物，引起各种健康问题，造成身体不适。平常尽量以蒸、煮方式进行食物烹调，减少油炸类食物的摄取，有益身心健康。

（4）忌过度节食：经常节食的人也容易患焦虑症。一方面是因为摄取的热量变少，可能长期处于低血糖状态；另一方面容易营养不良，使体内缺乏某些营养素及微量物质，如缺少叶酸、维生素 B_{12} 及钙等，导致情绪不稳定、不安、沮丧。

（5）切忌不开心就吃甜食：许多人感到不开心或沮丧时就想吃东西。饼干或糖果是最容易随手取得的零食。饼干、糖果等零食虽然会刺激脑部立即产生血清素，但其在体内的燃烧速度很快，使血清素也跟着快速下降，血糖快速波动，令人在短暂的精神大振之后，体力衰退，重新陷入疲倦和沮丧之中，反而弄巧成拙。

（6）忌餐后立即劳动：用餐后应该稍事休息，放松心情，这样有助于消化，利于情绪稳定。

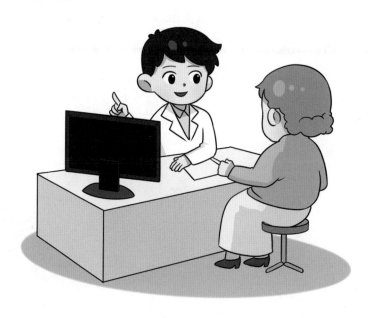

（7）切忌喝水太少：水是维持人体正常运作的必需品，不爱喝水的人容易疲倦、反应迟钝，身体也常容易出毛病。建议每个人根据自己的身体状况每天摄取足够的水分，尤其是年长者，多喝水可以降低罹患焦虑症和其他慢性疾病的概率。

10 适宜患者经常吃的主食有哪些

早餐卷

原料：面粉、鸡蛋各 500 克，枣泥 30 克，莲子 100 克，白糖 30 克，食用油 20 毫升。

制作方法：将莲子去芯，放入锅内，加清水煮熟至黏软。以细布包莲子，揉烂成泥；将鸡蛋打入盆内，用筷子搅拌成糊状，加入白糖，静放 3 分钟，待蛋浆由淡黄转变为白色时，将面粉、枣泥、莲子泥加入，调和均匀待用。将蒸笼垫上干净纱布，放入木制方形框，抹上食用油后，倒入蛋浆等调和物的一半，舀入方形机内擀平，再倒入余下的蛋浆等调和物擀平，入笼蒸熟，用小刀切成长条块即成，当早点食之。

功效：健脾补心，养血安神。适用于心脾血亏所致的失眠、焦虑。

酥皮蛋饺

原料：北豆腐200克，油皮150克，香菇（鲜）15克，冬笋15克，青豆15克，小麦面粉30克，酱油5毫升，盐3克，味精2克，白砂糖5克，姜2克，花生油25毫升。

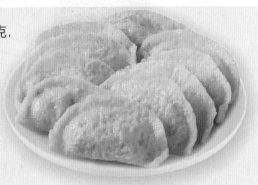

制作方法：将北豆腐洗净后碾压成泥，放入碗内加盐、味精、白砂糖、面粉拌匀待用；香菇洗净切末；冬笋焯熟后切末；青豆泡发洗净切末；姜去皮切末；坐锅点火倒油，放香菇末、熟笋末、青豆末煸炒，加酱油、味精、白糖、姜末炒透入味，制成馅心；将油皮切成直径为 12 厘米的圆形片，然后逐个摊开，每片上先放豆腐泥，再放入馅心，然后再放豆腐泥，之后对折成半月形蛋饺约 20 个，上屉蒸约 10 分钟，取出晾凉待用；炒锅放旺火上，倒入花生油，烧至七成热时，将蛋饺逐个下锅炸至蛋皮呈金黄色，捞起沥油装盘。

功效：补虚、安神。适用于更年期焦虑症患者食用。

参枣米饭

原料：糯米 250 克，党参 10 克，大枣（干、去核）30 克，白砂糖 25 克。

制作方法：将党参、大枣放在砂锅内，加水泡发后煎煮 30 分钟左右，捞出党参、大枣，余下药液备用。将糯米洗净，放在大瓷碗中，加水适量，蒸熟后，扣在盘中，将大枣摆在糯米饭上，药液加白砂糖，煎成浓汁后浇在枣饭上即成。

功效：健脾益气。适用于心悸失眠、体虚气弱、乏力倦怠、食欲不振等症。

茯苓饼

原料：茯苓 50 克，糯米粉 200 克，白砂糖 10 克。

制作方法：把全部用料放入小盆内，加清水适量，调成稠糊；在平底锅上用文火摊烙成薄煎饼，随量食用。

功效：健脾益气，和胃安神。适用于神经衰弱脾虚湿重者，症见睡卧不安、饮食无味、精神萎靡；重度焦虑症患者宜将茯苓改用茯神（即多孔菌科植物，茯苓菌核中间天然抱有松根的白色部分），则宁心安神的作用更佳。

⑪ 适宜患者经常喝的粥有哪些

糯米山药粥

原料：圆粒糯米 100 克，红枣 50 克，山药 300 克，枸杞 50 克，白砂糖 25 克。

制作方法：糯米洗净，加水适量，烧开，改小火煮粥，红枣泡软，放入同煮。山药去皮、切丁，待粥已基本煮熟时放入同煮至熟，并加白砂糖调味。最后加入洗净的枸杞，一煮溶即关火盛出。

功效：适用于痰浊凝结型患者食用。

青皮山楂粥

原料：青皮 10 克，生山楂 30 克，粳米 100 克，盐（或糖）适量。

制作方法：将青皮、生山楂分别洗净，切碎后一起放入砂锅，加适量水，浓煎 40 分钟，用洁净纱布过滤，取汁待用。将粳米淘洗干净，放入砂锅，加适量水，用小火煨煮成稠粥，粥将成时，加入青皮、山楂的浓煎汁，拌匀，继续煨煮至沸，加盐（或糖）即成。

功效：适用于肝郁气滞的患者。

三味粥

原料：川芎 5 克，元胡 10 克，桃仁 15 克，粳米适量，红糖适量。

制作方法：将三味药水煎取汁 1000 毫升左右，加入适量粳米煮成粥，再加入适量红糖调味服食。

功效：镇静安神。适用于所有焦虑患者。

糯米枣粥

原料：酸枣 75 克（去核取肉），糯米 50 克，山楂 30 克（去核取肉），蜂蜜 60 毫升。

制作方法：将酸枣、糯米、山楂洗净放入锅中，大火烧开慢火熬成稀饭，加入蜂蜜即可。

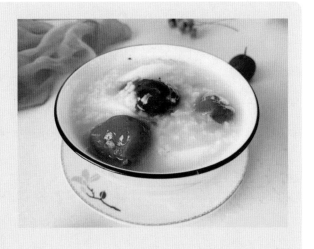

功效：宁心安神。适用于失眠、焦虑患者食用。

茯神粟米粥

原料：大枣 30 克，粟米 50 克，茯神 10 克。

制作方法：先煎煮茯神，滤取汁液，以茯神液与大枣、粟米同煮为粥，每日 2 次，早晚服食。

功效：健脾养心，安神益志。凡心脾两虚、惊悸、失眠健忘、精神不集中者皆适用。

冰糖百合粥

原料：鲜百合 30 克，糯米 80 克，冰糖适量。

制作方法：将百合剥成瓣，洗净，备用。糯米如常法煮粥，米将熟时加入百合煮至粥成，加入冰糖调味。每日 2 次，早晚温热服食。

功效：宁心安神。适合于心肺两虚引起的虚烦、惊悸、睡眠多梦者。

桂圆枣粥

原料：粳米 100 克，桂圆 20 克，大枣（干）15 克。

制作方法：将桂圆、红枣洗净去核与洗净的粳米一起煮粥食用。

功效：健脾补血。适用于心血不足的心悸、失眠、健忘、贫血、体质虚弱等的辅助治疗。

12 适宜患者经常饮用的汤羹有哪些

黑木耳豆腐汤

原料：黑木耳 10 克，嫩豆腐 250 克，胡萝卜 30 克，水发香菇 150 克，麻油、盐、葱花、姜、味精各适量。

制作方法：黑木耳用温水泡发，去杂质后洗净；嫩豆腐切成小块，胡萝卜、香菇洗净切成丁。先在锅内加入鲜汤一碗，把黑木耳、胡萝卜、香菇倒入，加姜、葱花、盐，烧沸后放入嫩豆腐、味精，淋上麻油即可。

功效：健脾除湿，通便解郁。本食疗方既能益中气、除湿浊、通大便，又可软化血管，适宜老年人经常服用。

山楂菊花汤

原料：山楂 10 克，杭菊花 10 克，决明子 15 克（炒熟）。

制作方法：将山楂、杭菊花放入砂锅中加适量水，烧开后放入决明子，5 分钟后关火。代茶饮用。

功效：具有除烦、安神的功效。适用于焦虑患者食用。

红白豆腐酸辣汤

原料：北豆腐 100 克，猪血 100 克，豆腐皮 50 克，小葱 1 根，盐 3 克，胡椒粉 1 克，味精 1 克，大葱 5 克，姜 1 克，大蒜（白皮）2 克，植物油 20 毫升，淀粉 10 克。

制作方法：将豆腐、猪血切块；豆腐皮切成丝；小葱洗净切成末；大葱、姜均切成细丝；蒜切成片备用；将锅置火上倒入植物油，烧热后放葱丝煸炒出香味，倒入约 1000 毫升水；将豆腐块、猪血块倒入汤内煮沸，再加入豆腐皮丝；将姜丝、蒜片、盐、味精、胡椒粉下入汤中稍煮 1 分钟；用湿淀粉勾稀芡，撒小葱末即可出锅。

功效：适用于女性焦虑症患者食用。

当归羊肉汤

原料：当归 30 克，羊肉 250 克，山药 50 克，枸杞 10 克，香菜、盐各适量。

制作方法：将羊肉剁成小块，先放开水中焯一下，再清洗干净并将当归、山药洗净切块或段，一同放入锅中，加盐适量炖熟，放入洗净的香菜、枸杞，服食。

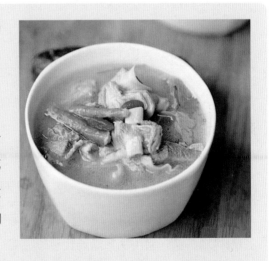

功效：适用于肾阳虚者食用。适用于月经同期先后不定，量忽多忽少，淋漓不断，或数月不行，头晕，目眩，腰痛，肢寒，神疲乏力，便溏，夜尿多，舌淡苔薄白，脉沉细无力等症。

山药鸡肉汤

原料：山药 60 克，鸡肉 500 克，盐适量。

制作方法：山药、鸡肉切块同放入碗中，加水适量，隔水炖熟，加盐调味即可。

功效：适用于更年期肾阴虚者，症见头目眩晕耳鸣、头部脸颊阵发性烘热、五心烦热、腰膝酸痛、多梦少寐、口干心悸、潮热、舌红少苔、脉细弱等症。

豆腐丝瓜汤

原料：丝瓜 320 克，北豆腐 200 克，食用油适量、盐 3 克。

制作方法：将丝瓜去角边，斜切成厚块；用油盐起锅，将丝瓜爆炒一会儿，然后加适量清水入锅，与丝瓜一同煲开，煲开后，便将豆腐放入锅，再烧开，加盐调味便可。

功效：强健骨骼，增加钙质，凉血解毒，清肠消滞。适用于经前焦虑综合征。

蘑菇鸭块汤

原料：鸭肉 500 克，蘑菇（干）100 克，料酒 10 毫升，盐 10 克，姜片 5 克，大葱段 5 克。

制作方法：鸭肉切成 2 厘米的方块，洗净血水，同蘑菇一起放入炖盅内，加入料酒、盐，另用锅将清汤和葱段、姜片，略熬片刻，捞起葱、姜，将汤倾倒入炖盅内，盅口用玻璃纸一张（15 厘米见方）封牢，焖熟后取出即成。

功效：滋补身体，清热润肠。适合体质虚弱的焦虑症患者常食。

第四章　心理调节防治见效快

① 焦虑症与心理因素有什么样的关系

　　焦虑症的发生、发展及预后与人的心理因素密切相关。人们在经受同样的应激事件后，有的人未出现明显的精神异常，有的人却患上了焦虑症。这是因为每个人的心理素质不同，对外界刺激的承受能力有很大的差异，通常是性格内向、社交能力差、软弱、依赖性强的人容易发病。面对不良的突发事件，人的应付方式也与人的性格特征有关，具有易感素质的人面对应激事件自我评价时，往往认为应激事件超过了自己能力所能处理的范围。他们在

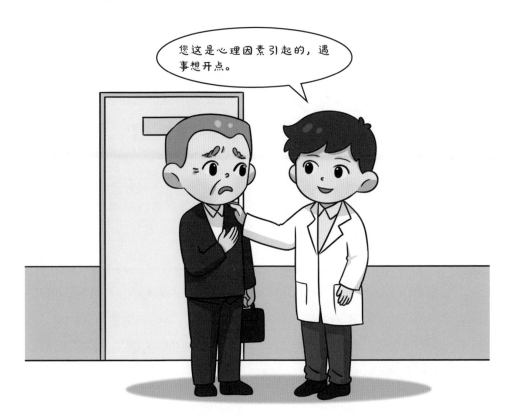

认识和行为上普遍存在着非积极的应对策略，如否认、逃避、认识歪曲，对紧张性生活事件的应付方式往往是带有情绪指向性，这些人往往怨天尤人，对别人充满愤懑、怨恨和谴责。另外，在冲突性生活事件面前，是否发病还与当事人人格、健康状况及家庭成员的态度等多种因素有关，其中获得良好的家庭支持，对缓冲心理压力，减少发病具有重要意义。

❷ 心理治疗有哪些积极的作用

俗话说："心病还需心药医。"绝大多数的焦虑症患者病前有一定的诱因，如遭受挫折、不幸等，同时在出现情绪焦虑、低落过程中产生悲观、失望和孤独、无助感，这些情况，一般来说可以用心理治疗，即所谓的"心药"来处理。根据临床研究发现，人际心理治疗和认知行为治疗对焦虑症门诊患者的疗效与三环类抗焦虑药（丙咪嗪）相似，有效率为60％～80％。

心理治疗对焦虑症患者来说是比较合适的。第一，因为它不会产生药物治疗所致的不良反应，因此对那些药物不良反应明显的患者来说比较适用。第二，临床上有10％～30％的难治性患者，即对药物没有疗效的焦虑症可以合并心理治疗以取得效果。第三，药物可以治疗焦虑症状，但停药后相当一部分患者仍会复发，或者在今后的生活中遇到挫折又会出现焦虑，而心理治疗可以教会患者如何去面对和适应挫折，调节自己的心理平衡，即所谓的"吃一堑，长一智"，从而提高患者的心理承受能力。

当然，心理治疗也不是万能的，对一些严重的焦虑症患者来说，首先是药物治疗再考虑合并使用心理治疗的方法。另外，需要注意的是，心理治疗并不排斥其他治疗方法的应用，尤其是药物治疗，倘若与药物治疗合用，对焦虑患者往往会起到事半功倍的效果。

心理治疗焦虑症包括哪些方面

心理治疗对于症状不稳定的焦虑症患者十分有益，有助于预防复发，特别是对于那些有相关人格障碍或之前有慢性疾病的患者。如果患者在急性期治疗有反应，可以在维持治疗阶段加用改善心理社会功能的心理治疗。

心理治疗过程中，要注意：①要让患者接受和信任心理治疗者；②让患者建立战胜疾病的信念；③要争取患者亲人、朋友、同事等的关心和支持；④坚持维持治疗的用药；⑤要参加适宜的、健康的各种文体活动或参与社会活动。

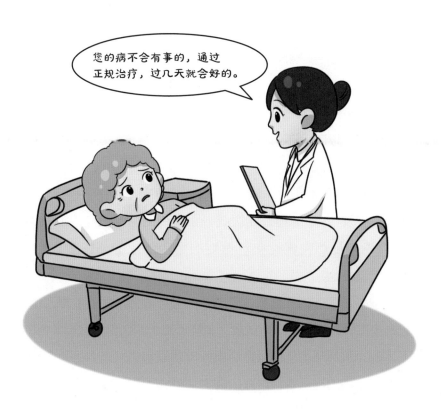

　　具体的治疗方法要根据每个患者的不同情况，按照病情恢复情况鼓励患者疏泄情感，包括对病因、病后的内心体验及对症状的认识等。同时，及时随访患者与社会支持、家庭关系、工作学习情况、恋爱婚姻状况等所关联的心理问题，有针对性地进行咨询和治疗。要求患者在出现新问题时要随时治疗。

④ 焦虑症是否能够被治愈

　　焦虑症是否能够被治愈的问题无论是患者还是医生都十分关注。这是一个很难回答的问题，因为涉及的因素很多。

　　在第一代三环类抗焦虑药问世后，很多人都对焦虑症的治愈抱有很大的信心，但由于药物的有效率只有70%左右，加上药物有明显的不良反应，如口干便秘、视力模糊、四肢颤抖等，使得患者难以忍受，严重影响了患者用药的耐受程度，从而也影响了其实际的疗效。

　　到了20世纪80年代，新型的抗焦虑药物5-羟色胺再摄取抑制剂在临床中的推广应用，取得了很好的效果。因为这类药物有多种制剂，每种药物都有一定的优势，不良反应明显小于第一代药物，这大幅提高了患者的依从和坚持用药的时间。对此，很多学者都认为这些药物能使焦虑症治愈。但最近有些专家在对患者长达10多年的随访观察后发现，大约有20%的焦虑症患者并不能通过几次或一个阶段的药物治疗而能获得痊愈，相反病情会逐渐地趋向慢性化。单纯的用药治疗的临床效果也不尽如人意。

　　由于构成焦虑症的因素很多，有患者的易患素质及病前性格，也有其他多种心理社会因素，如家属焦虑病史，童年的挫折和创伤，父母亲情的缺损，夫妻关系不和，生活环境压抑，生活事件的刺激和负担过重，社会支持系统的不全，躯体疾病的困扰等。这些问题并非药物治疗可以解决的，因此除了药物治疗还需要心理治疗等其他有效干预。

精神科医生、心理治疗师、心理咨询师、社会工作者都是焦虑症患者的帮助者。当然，作为患者也需要高度配合治疗，这样焦虑症才能得以痊愈。如果诸多条件和因素中出现问题，不能达到资源的充分发挥，患者的病情就有可能迁延或是出现治疗中的反复。

5 为什么说患者要坚定信念

树立坚定的信念和培养积极的生活态度，对生活、对事业充满信心和希望，这是每个人生活、工作的精神基石。有了这个精神支柱，不管遇到多少波折、打击，都能保持健康的心理、旺盛的精神，不会为无关琐事而烦恼，也不会因情况突变而焦虑，更不会为个人私利而斤斤计较。无论身处何境，都要心中坦然，并从各个方面尽最大的努力锻炼身体，以获取健康。科学家认为，一个人的信念是抵御一切不良情绪的基础，积极的生活态度可刺激人体的适应机能，遏制疾病的发生。反之，如果一个人不能树立起坚定的信念，胸无大志，心无所求，便会饱食终日，无所用心，生活懒散，也不可能有真正的健康，一旦生活稍有挫折，便会心灰意冷，悲观失望，精神空虚，甚至走上轻生的道路。所以要有一个健康的体魄，必须有一个充满活力的精神境界。另外，信念也是战胜疾病的内在动力。对于疾病，只要有战胜它的信念，就能产生坚强的意志。《灵枢·本脏篇》记载："志意者，所以御精神，收魂魄，适寒温，和喜怒者也。"就是说，意志具有统帅精神，调和情志，抵御病邪的作用。因为坚强的意志可以控制自身的情绪，调节自己的心理，保持良好的精神状态，从而调动自身的康复功能，战胜病魔，恢复健康。现代科学研究证明，虔诚而持久的美好信念能够影响内分泌的变化，改善生理功能，提高免疫能力和健康水平。可见信念和意志对于维持健康具有十分重要的作用，树立坚定的信念，培养坚强的意志，是健康长寿的前提。

6 患者为什么要性善积德

早在春秋时期的孔子，就首先提出了"仁者寿"的养生论点，认为性善不仅可以免灾祸，还可以祛病延年。孔子的这一养生论点受到历代养生家的赞同，并将其进一步发扬光大。唐代医家孙思邈在《千金要方》中提及："夫养性者，欲所习以成性，性自为善，……性既自善，内外百病皆悉不生，祸乱灾害亦无由作，此养生之大径也。"《寿世保元》亦谓："积善有功，常存阴德，可以延年。"积德性善何以健康长寿？《医先》指出："存仁，完心也，志定而气从；集义，顺心也，气生而志固。致中和也，勿忘助也，疾安由作？故曰：养德、养生一也，无二术也。"也就是说，讲道德、重仁义、舍己为人、助人为乐，可使自己获得巨大的心理满足，并可带来精神上的愉悦和生活上的无穷乐趣，这叫作"外功内修"，此有利于心志安定，脏腑和调，血气生发，以使人体生理活动所需的"中和之气"不断得到资助补充。于是人体正气旺盛，邪气不易侵入，疾病无从发生，自然健康长寿。对于道德修养，不仅要以性善为本，而且还要以礼待人，做到忍让大度，以诚相见，使人与人之间的关系保持融洽和谐，以利于自身健康。

怎样才能保持良好的人际关系呢？对此，古人的经验值得借鉴。如《孟子·离娄》指出："君子以仁存心，以礼存心。仁者爱人，有礼者敬人。爱人者，人恒爱之。敬人者，人恒敬之。"这就是说，在与人交往时，只要以礼待人，便可得到别人的尊敬，自身亦可心神安定。另外，对人还应做到忍让大度，《养老奉亲书》写道："百战百胜不如一忍，万言万当不如一默。"《寿世保元》也写道："谦和辞让，敬人持己，可以延年。"此即"忍得一时气，免得百日忧"。凡此皆说明忍让大度，可以免除忧患，不使神形受伤，从而获得祛病延年之效。

7 如何对挫折心理进行调整

当人遭受挫折后，会有挫败感，使人产生心理失衡。心理失衡是人生中

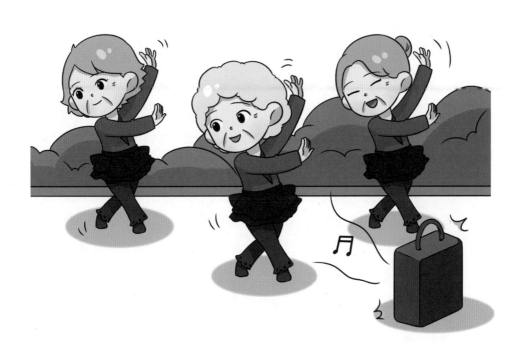

经常碰到的问题。现实生活中的任何人，无论其年龄、性别、职业、社会地位以及经济状况如何，都不可避免地会遭到挫折，产生心理失衡。心理失衡不仅会影响人的正常学习和工作，而且直接威胁着人的身心健康。所以当遭受挫折产生心理失衡时，必须及时进行自我调整，使之尽快恢复平衡，消除产生不良情绪的根源。心理调整的方法，首先是心理自卫，心理自卫是一种面对挫折产生的心理反应，但也不失为一种心理调整的有效方法。其次是增强心理承受力。还可进行一些有益于松弛身心的各种活动，以减轻外界刺激造成的心理紧张，如各种文体活动和行为疗法等。《理瀹骈文》写道："七情之病也，看书解闷，听曲消愁，有胜于服药者矣。"因此，在烦闷不安，情绪不佳时，可以去跳广场舞、学画、下棋、养鸟，也可练一练太极拳，或练习一下瑜伽等，以帮助减少焦虑，使烦乱的心神得到调整、紧张的情绪得到松弛，从而起到正心安神的作用。

8　如何增强心理承受能力

一个人心理承受能力的大小，可以影响他对外界刺激的适应程度和应对效果。在日常生活中，我们常可以看到，在同一挫折和打击面前，有的人表现为遇难不恐，临危不惧，情绪稳定，精神不衰，甚至成为一种鞭策力量；有的人却畏缩惧怕，忧愁悲伤，情绪低落，一蹶不振，甚至导致身心损伤。究其原因，在很大程度上取决于他们的个性与心理承受能力。正如《素问·经脉别论》所说："当事之时，勇者气行则已，怯者则着而为病也。"也就是说，人们对挫折的承受能力，实际上存在着很大的个体差异。这就像患病一样，当外界的病邪侵犯人体的时候，抗病能力强的人不易发病，而缺乏抵抗力的人就很容易病倒。可见，心理承受能力是介于外界刺激与心理生理反应间的基本调节因素，是一个人在遭受挫折时能够维持心理平衡，而不致引起行为失常的能力。

一般认为，个体的心理承受能力是在遗传因素的基础上，在长期的生活过程中逐渐形成的，并可通过学习和锻炼获得不断提高。要提高个体对挫折的心理承受力，应注意做到以下几点。

（1）培养良好的个性：一个人的个性特征，不仅影响着他对外界事物的认识过程，而且影响着他对挫折的应对效果。一个具有良好个性的人，往往能够客观评价事物，采用适当的行为反应方式，因而能够正确对待挫折，增强对不良刺激的承受能力，控制和解除由挫折引起的不良情绪反应。

（2）加强思想修养：实践证明，思想觉悟、道德修养和认识水平较高的人，在遭受挫折和失败时，往往能用冷静的头脑分析原因，以稳重的态度对待现实，正确地权衡利弊得失，妥善地处理各种问题。所以，加强思想修养，提高文化素质，也是增强心理承受能力的一个重要方面。

（3）提高实际应对能力：现代科技正以惊人的速度迅猛发展，这就要求人们必须加强学习各种知识，不断进行知识更新，全面提高认知水平和实际工作能力，只有这样，才能减少挫折和失败，并在挫折面前应付自如，否则便会处于被动境地，经常遭受挫折和失败的痛苦。

⑨ 怎样对患者进行支持性心理治疗

支持性心理治疗也应称为一般性心理治疗，其主要特点是在治疗者与患者建立良好关系的基础上，应用治疗者的权威、知识来关心、支持患者，使患者发挥其内在潜力，面对现实，处理问题，渡过心理上的危机或避免精神崩溃。其意义在于帮助患者去适应现实环境。

对待患者，医生要坚持"心理治疗性基础态度"，其中耐心、理解能力、肯定态度及对患者有信心很重要。支持性心理治疗的方法主要包括如下几种。

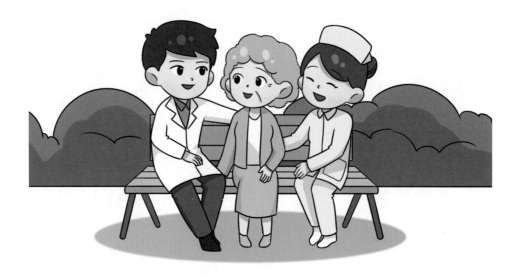

（1）倾听：患者在寻求心理治疗前的处境是无人理解、无处诉说的，因此医生要关心患者的处境、富有同情心、安静地倾听，对于患者诉说的痛苦（焦虑体验），用沉默地认可代替简单的安慰，对患者的抱怨、诉苦，医生应始终耐心倾听患者的诉说，态度要认真严肃，使患者清楚他的痛苦已被人们接受了。

（2）支持与鼓励：让患者了解治疗者是患者的同盟，在患者面临困难时，会支持患者，并有能力帮助患者渡过危机。支持性心理治疗的基本功能是帮助患者培养信心并让他看到希望，让患者有信心并主动去克服自己面对的困难。

（3）健全人格与解释指导：精神分析理论认为焦虑症的产生是缺乏基本的安全感，将挫折转化为针对自己的愤怒，因而颓丧、焦虑，所以让患者了解自己心理动态与病情，洞察自己对困难的反应模式来促进人格的成长。对于因缺乏知识或受到不正确观念影响而产生的烦恼，应提供正确的知识，并加以解释和指导。

（4）社会支持：社会支持包括家人、朋友、同学等的精神支持，可以改变患者不良认知和提高其适应能力，有助于其改善人际关系。家庭治疗是十分重要的，急性的或持续时间较长的焦虑症会给家庭生活带来影响，家属对患者的反应会直接影响预后的效果。

第三部分
科学生活不失眠

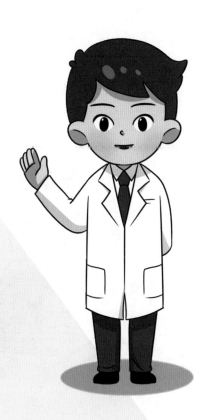

第一章 我们为什么会失眠

① 脑力劳动者为什么容易失眠

脑力劳动者因其所从事职业的关系，如科技工作者、教师等，容易失眠，约占我国失眠人群的60％以上。

脑力劳动者长期过度用脑，神经长期处于紧张状态，释放的兴奋物质过多，久而久之，必然对整个机体造成损害。脑细胞长期处于兴奋状态，会失去了与抑制的协调，使得神经系统一直处于超负荷状态，大脑神经得不到修复和抑制，导致脑力劳动者易失眠。

脑力劳动者通常为了某项工作而争分夺秒，比如刚吃过饭立即投入工作。因为饭后胃肠道的血液增加，脑部的血液便相对减少，而大脑对血液供应及氧气供应十分敏感，所以经常饭后用脑就容易引起失眠。另外，有的人不吃早饭，这样临近中午时往往感到四肢无力，注意力分散，久之，可能会因脑糖原及氧供应不足而导致失眠。

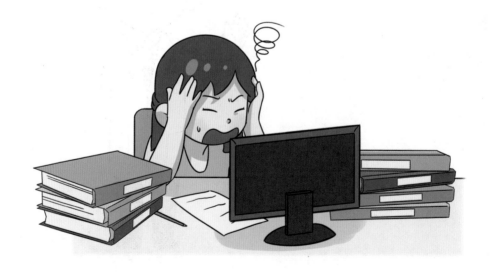

在临床上，脑力劳动者为了完成一项急需完成的工作或参加一次重要的考试，用脑过度常常会导致失眠的发生。

② 恐惧为什么可导致失眠

恐惧是人的基本情绪之一，是人遇到危险或回想、想象危险时所产生的情绪。人们由于缺乏应对或摆脱可怕的情景的力量或能力，往往易造成恐惧。恐惧者容易出现失眠，表现为精神高度紧张，入眠困难，或伴心悸、倦怠、易惊、胆怯等症状。因恐惧引起的失眠，不宜单纯依赖药物解决，应该采用心理治疗和药物治疗相结合的综合措施，需注意以下几点。

（1）患者要多从事体力劳动及体育锻炼，多参加娱乐活动，力争使心情舒畅，精神放松，从而解除恐惧心理。

（2）因恐惧而致严重失眠者，使用镇静安眠药时，要注意掌握剂量，一旦睡眠好转，应立即停药。因恐惧而严重失眠的患者绝不能把改善睡眠的希望寄托在药物上，而是要充分调动自身内部的积极因素，尽早排除恐惧心理。

（3）如果因长期恐惧而出现心悸、气短、小便消长、遗精滑精者，应及时找医生治疗。

③ 老年人失眠的原因是什么

人到老年后，失眠就成了一个大问题，很多老年人就诊时，常把睡不着觉或梦多作为主要症状诉说。老年人睡眠障碍，主要表现在入眠时间延长，睡眠不安定、易醒、觉醒次数增加等，使睡眠呈现阶段化，深睡眠时间减少。

引起老年人睡眠障碍的原因有以下几种。

（1）脑部器质性疾病：老年人随着年龄的增长，脑动脉硬化程度逐渐加重，或伴有高血压、脑出血、脑梗死、阿尔茨海默病、震颤麻痹等疾病，这些疾病的出现，都可使脑部血流减少，引起脑代谢失调而产生失眠症状。

（2）全身性疾病：人年老以后全身疾病发生率也高。老年人多患有心血管疾病，如冠心病、心功能不全等；呼吸系统疾病如肺气肿、肺心病等；其他如类风湿性关节炎、痛风肾功能不全、糖尿病、全身瘙痒症、颈椎病、四肢麻木等病。这些疾病，可因为疾病本身或其伴随症状而影响睡眠，加重老年人的失眠。

（3）精神疾病：据有关部门统计，老年人中，有抑郁状态及抑郁倾向的比例较高。抑郁症多有失眠、大便不畅通、心慌等症，其睡眠障碍主要表现为早醒及深睡眠减少。随着患者年龄增加，后半夜睡眠障碍会变得越来越严重，主

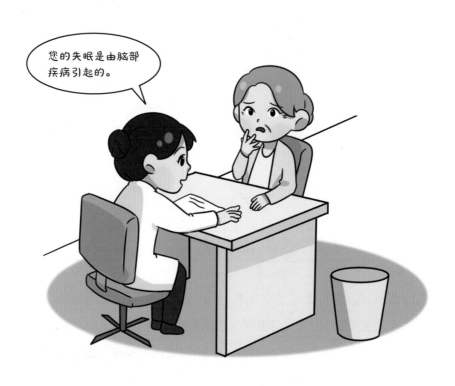

要多为早醒和醒后再难入眠。失眠严重程度与抑郁症的程度有直接关系。

此外，老年人居住的外界环境的改变致其发病，也是一个不可忽视的客观因素。老年人的失眠原因，除了发现器质性病变，还要注意其精神、心理、性格等方面的变化，才能更好地防治失眠。

④ 造成失眠心理因素有哪些

（1）"怕失眠"心理：许多失眠患者都有"失眠期特性焦虑"，晚上一上床就担心睡不着，或是尽力去让自己快速入眠，结果适得其反。人的大脑皮质的高级神经活动有兴奋与抑制两个过程。白天时脑细胞处于兴奋状态。工作一天后，脑细胞就需要休整，进入抑制状态而睡眠，待休整一夜后，又自然转为清醒。大脑皮质的兴奋与抑制相互协调，交替形成周而复始的睡眠节律。"怕失眠，想入眠"，本意是想睡，但这种想法本身是脑细胞的兴奋过程，因此越怕失眠，越想入眠，脑细胞就越兴奋，故而失眠更加严重。

（2）"做梦有害"心理：不少自称失眠的人，不能正确看待梦，认为梦是睡眠不佳的表现，对人体有害，甚至有人误认为多梦就是失眠。这些错误观念往往使人焦虑，担心自己入眠后会再做梦，这种"警戒"心理，往往影响睡眠质量。其实，科学已证明，每个人都会做梦，做梦不仅是一种正常的心理现象，而且是大脑的一种工作方式，在梦中重演白天的经历，有助于记忆并把无用的信息清理掉。梦本身对人体并无直接害处，有害的是认为"做梦有害"的心理，使人产生了心理负担。

（3）自责心理：有些人因为一次过失后，感到内疚自责，在脑子里重演过失事件，并懊悔自己当初没有妥善处理。白天由于事情多，自责懊悔情绪稍轻，到夜晚则"徘徊"在自责、懊悔的幻想与兴奋中，久久难眠。

（4）期待心理：期待心理是指人期待某人或做某事而担心睡过头误事，因而常出现早醒现象。比如有一位上夜班女工，常于晚上7时睡觉，因害怕迟到，睡得不踏实，常常只能睡上1～2小时，就被惊醒，久之便成了早醒患者。也有的人在考试、晋升、职称评定等重大事情发生前，往往处于期待兴奋状态，难以入眠。

（5）童年创伤心理的再现：有的人由于童年时受到"丧失父母""恐吓""重罚"等创伤而感到害怕，出现了怕黑夜不能入眠的现象，随着年龄增长逐渐好转，但成年期后，由于受到某种类似儿童时期的"创伤性刺激"，就会使被压抑在潜意识里的"童年创伤性心理反应"再现，重演童年时期的"失眠现象"。

（6）手足无措心理：有的人在受到突发事件刺激后，不能做出正确的反应，感到手足无措，不知如何是好，以致晚上睡觉时也瞻前顾后，左思右想，始终处于进退维谷、举棋不定的焦急兴奋状态，导致其难以入眠。

5 造成失眠的环境因素有哪些

所谓环境一般包括社会环境和自然环境。如出差、旅游、探亲、出国等环境不适应，或是温、湿度差距特大都会引起失眠。乘飞机到异地而造成的时差性失眠；长途乘车、乘船，尤其是环境不卫生、阴暗、拥挤、嘈杂、空气污浊、闷热，缺水少食，大小便不方便都可造成失眠。室内外环境有噪声，如机器声、喇叭声、车辆声等均可造成失眠；照明灯的强光、电弧光的光刺激也可造成失眠；房间色彩不协调，如以红色为主也可引起失眠；室内温度过高或过低、床垫太硬或过软、枕头的高低软硬不合适等也是失眠的因素之一。邻里之间不和，同事关系紧张，也常常会引起失眠。另外，适宜的睡眠条件与环境，对于失眠者来说也是非常重要的。例如，有一位独身居住的女性，其失眠是因半夜起来如厕时发现床前地面上有一只蟑螂，顿时受惊。从

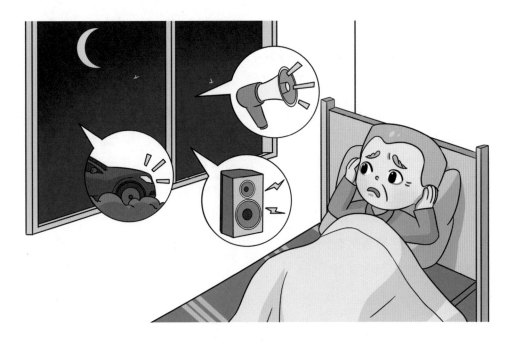

此，她每天夜里都要开灯睡觉，这扰乱了她原有的生物钟，导致其长期失眠。在接受心理治疗后，她买了一些蟑螂药，从此室内蟑螂绝迹，夜里睡觉不用再开灯，失眠症状也随之消失。

6 造成失眠的精神疾病有哪些

造成失眠的精神疾病主要有精神分裂症、情感性精神障碍、反应性精神病，神经症中的神经衰弱、抑郁性神经症、焦虑性神经症以及偏执型精神病等。

精神分裂症患者多伴有失眠，尤其亚急性或慢性起病的精神分裂症几乎百分之百地患有失眠，多表现为不能入眠或通宵不眠，当精神症状明朗后使用了大量的抗精神病药治疗，所以睡眠障碍便不那么明显。情感性精神障碍中抑郁症患者睡眠障碍因人而异，40 岁以后的抑郁症患者多有失眠，其失眠特点是早醒，醒后不能再入眠，有的难以入眠，有的可能通宵不眠，有的是没有熟睡感或根本没有睡眠感，白天亦不睡，旁边的人听到他们的鼾声如雷，他还是说没有睡，有的抑郁症患者说好几个月甚至2年没有睡过。躁狂症患者也是早醒或通宵不眠，精力仍很充沛，持续几天几夜不睡还是兴高采烈，并说有使不完的劲。病情好转后仍有部分患者依然存在睡眠障碍。神经衰弱者失眠的特点是入眠困难、睡不深易惊醒，多梦，醒后不能再睡，第二天头昏脑涨有昏昏欲睡的感觉。也有人是睡眠觉醒节律紊乱，如白天阵阵打瞌睡，夜里不睡或少睡。焦虑性神经症的失眠是在紧张恐惧、自主神经系统功能紊乱和运动性不安的基础上出现的失眠，表现为睡眠不深易惊醒。

由于神经症患者常有失眠主诉，所以人们常笼统地将失眠归于神经症，失眠几乎成了神经衰弱的代名词。

⑦ 生病时为什么会失眠

疾病造成的失眠症常与疾病伴随发生，且与疾病的转归有着密切关系。在身体生病时，由于病理生理变化影响了脑的功能很容易造成失眠，也可能

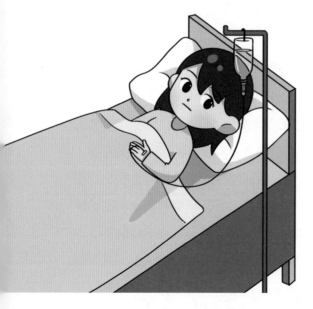

由于疼痛、痒、麻、咳嗽、心慌、气短、抽搐等症状干扰了睡眠而失眠，还可能由于担忧、恐惧以及无安全感引起失眠。因此要重视因疾病造成的失眠。许多疾病可能伴有失眠症状，如神经官能症、高血压、肿瘤、脑血管疾病、肺结核、冠心病、肝病、甲状腺功能亢进症等。这些疾病的某个阶段可能出现失眠症状，或疾病加重而影响睡眠，在疾病好转后，失眠症状得以减轻或消失。

事实上，各种疾病伴发焦虑时都能引起患者失眠，尤其多见于入眠困难，易惊醒，多噩梦。睡眠诱发呼吸障碍伴发的失眠虽然不多见，如睡眠呼吸暂停综合征、中枢型睡眠呼吸暂停综合征等疾病，但也是诱发失眠症的因素之一，特别是老年患者易出现这类情况。

睡眠肌阵挛综合征所致的失眠是在睡眠过程中小腿出现频繁的阵发性的肌肉抽搐，形式不固定，每次持续几秒钟，可隔30秒至1分钟发作一次，从而影响了睡眠的质量。产生肌阵挛的原因可能是低钙、寒冷、过度疲劳、躯体疾病、长期使用兴奋剂。

不安腿综合征所引起的失眠，是在就寝后入眠前全身肌肉松弛时，小腿肌肉深部发生的性质难以描述的酸、痒、麻、胀等一种极不舒服的感觉，有时两小腿同时发生或可串至大腿。这种难以忍受的感觉只好用力捶打、捏揉或下床行走才能逐渐解除，多次发作就会造成失眠。发生的原因可能有下肢供血不足、维生素类缺乏、神经源性疾病，老年人、糖尿病患者、孕妇或有家族史者易发生。有时不安腿综合征和肌阵挛可能同时发生在一个人身上。

8　服用哪些药物可引起失眠

（1）利尿药：如呋塞米、利尿酸等，尤其是联合用药，可引起夜间多尿，因而扰乱睡眠。排钾利尿剂同样可以导致心血管节律性障碍，引起失眠。

（2）抗心律失常药：如双异丙吡胺和普鲁卡因酰胺，可影响睡眠的质量。

（3）抗高血压药：如甲基多巴、萝芙木甲素和可乐宁等，可产生抑郁综合征而导致严重失眠。此外，抗高血压药用量不当，造成患者夜间低血压，同样可以引起失眠。

（4）β－阻滞剂：β－阻滞剂中的药物很多，尽管各药之间在药理性质方面有差异，但都有不同的降压作用；有的还可引起低血糖和诱发抑郁综合征，这些副作用都可引起失眠。

（5）安定药：药量不当可导致老年患者睡眠倒置，即白天镇静，全身活动减少，摄入液体量减少，进而导致夜间烦躁不安和精神亢奋难以入眠。

（6）抗抑郁药：如丙咪嗪、去甲替林、普罗替林和老年人常用的氯丙嗪等，都可引起失眠。

（7）抗胆碱能药：特别是治疗帕金森病和震颤的药物，以及三环抗抑郁剂如阿米替林、多虑平等，可引起夜间烦躁不安和精神亢奋，导致患者难以入眠。

（8）金刚烷胺：在下午4时后给药，偶可引起失眠；服用左旋多巴也可能出现失眠及抑郁综合征。

（9）吡拉西坦片（脑复康片）：不宜在晚上服用，否则会引起烦躁而进入兴奋状态。

（10）茶碱、甲氰咪胺、甲状腺制剂：过量或长期服用也可引起失眠。

（11）甙类药：服用剂量不当时可使肾脏清除率下降，肌张力减退，有的还可以引起血液动力学的节律性障碍，这些副作用都可引起失眠。

（12）糖皮质激素：如强的松、氟美松、强的松龙等药物，大剂量运用时，可引起机体的兴奋性增高而导致失眠、多汗等症状。

（13）高效止痛剂：如吗啡、哌替啶等药物，反复运用而突然停药时，可出现戒断综合征而导致患者失眠等症状。

（14）平喘药：如氨茶碱、麻黄素等药物，若夜晚服用，由于其中枢神经兴奋作用，常常导致患者失眠等症状。

（15）异烟肼：异烟肼为抗结核药物，大剂量运用时，具有中枢神经系统兴奋作用，常导致失眠等症状。

除上述药物以外，诸如抗癌药物、抗癫痫药物、口服避孕药、甲状腺制剂及某些含咖啡因类药物等，均可使大脑皮质兴奋而影响睡眠质量。

9　造成失眠的情况还有哪些

　　失眠与年龄有密切的关系，年龄越大失眠发生率越高。年轻人一般几分钟就能入眠，而老年人平均 40 分钟才能入眠，加之老年人睡眠变浅，夜尿多，醒的次数也多，因此失眠的症状也随之加剧。脑力劳动者用脑过度，特别是学生，学习紧张，容易失眠；而体力劳动及经常参加运动锻炼的人，失眠发生率较低。不良的生活习惯也会引起失眠，如睡前喝咖啡或浓茶，看刺激性较强的影视节目或书籍，下棋打牌无节制，嗜烟好酒等。

　　值得一提的是，每个人对于睡眠时间的需要不同。失眠是人们对睡眠的"质"与"量"方面的主观不满，并不只取决于睡眠时间的长短。有些人一天中只睡四五个小时，但睡眠质量好，白天精力充沛，无其他不适感，那就不能说是患了失眠症。

　　女性分娩前除身体负担过重外主要由于紧张、恐惧和期盼心理造成失眠。分娩后由于生理变化，也会因生产后对人或事物引起满意兴奋或失望沮丧的情绪而失眠。

　　无论什么原因所致的失眠，除中枢神经系统得不到松弛、躯体的疲劳得不到消除外，还可使食欲下降、内分泌紊乱、免疫功能降低，尤其是淋巴细胞减少。长期睡眠的人可出现幻觉妄想等精神症状。

⑩ 失眠会引发哪些疾病

不良睡眠除了诱发精神疾病，还与感冒、抑郁症、糖尿病、肥胖、中风、心脏病和癌症等疾病的发生有关。

研究发现，人体长期睡眠不足或处于紧张状态，会使神经内分泌的应激调控系统被激活并逐渐衰竭而发生调节紊乱。病理解剖发现，长期睡眠不良者的血管硬化明显，口径变窄，严重影响供血导致一些器官的功能发生障碍，机体的各类代谢产物不能及时排出体外，白细胞数量减少，免疫功能明显降低，从而对健康产生严重不良影响。

研究表明，一个人如果连续两个晚上不睡觉，他的血压会升高；如果每晚只睡4小时，其胰岛素的分泌量会减少；连续如此一周就可能使健康人出现糖尿病前驱症状。睡眠时间不足还可导致胰岛素抵抗，从而造成肥胖。英国科学家发现，彻夜不眠会大大增加发生胃肠道溃疡的可能性，这是由于在睡眠过程中，某种具有帮助调节胃肠道功能的蛋白质最为活跃。

提倡健康睡眠必须注意睡眠卫生，包括不在床上消磨时间，不强迫自己睡觉，避免睡前进行体育活动、喝咖啡或浓茶，在固定时间睡觉和起床，睡前不吃太多食物，不长时间午睡等。

第二章 改变自己 改善睡眠

① 失眠患者如何创造一个良好的居住环境

优雅宁静、光线柔和、温度适中的环境，对于睡眠是非常重要的。安静的环境是睡眠的基本条件之一。嘈杂的环境，使人心情无法宁静而难以入眠，故卧室窗口应避免朝向街道、闹市或加隔音设施。在灯光下入眠，睡眠易不安稳，浅睡期增多。因此，床铺宜设在室中幽暗的角落，或以屏风或隔窗与活动场所隔开，窗帘以冷色为佳。卧室要保证温度、湿度相对稳定，室温一般以 20~24℃为佳，湿度以 40%~60% 为宜。卧室清洁优雅利于入眠。室内的空气要新鲜，卧室白天应保证有窗户阳光照射，空气流通。在睡前、醒后宜开窗换气，睡觉时亦不宜全部关闭门窗，应保留门上透气窗，或将窗户开

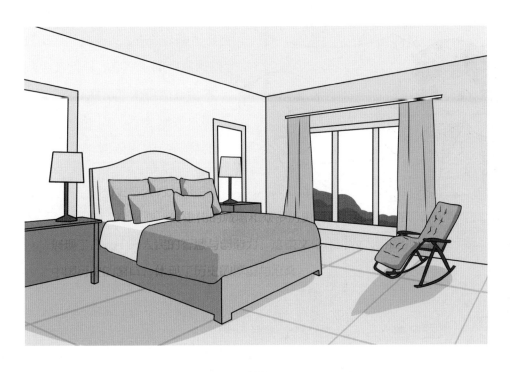

个缝隙。睡眠中氧气充足，有利于大脑消除疲劳，并利于皮肤的呼吸。

居室通风不良会使室内空气中的二氧化碳浓度增高，当空气中的二氧化碳达到一定浓度时就会影响大脑功能，使人感到疲倦、工作效率下降。同时，污浊的空气中，阳离子增多，可使人血压增高、呼吸加快、注意力减退、精神萎靡、失眠、疲倦；有时出现头痛、恶心、呕吐等。而通风好的环境，可使污浊空气交换成新鲜空气，空气中二氧化碳浓度降低，氧含量增加，加之新鲜空气含有大量阴离子，可调节人的血压，改善肺、脑功能，使人精神振奋，工作效率提高。因此，要注意室内通风，最好每天能到户外空气新鲜的地方活动。

❷ 失眠患者的日常起居要注意什么

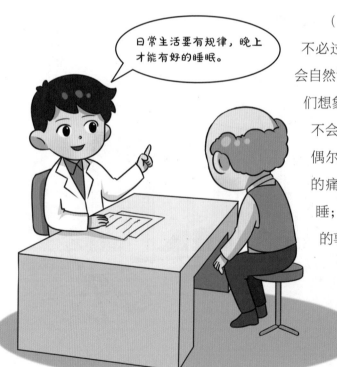

日常生活要有规律，晚上才能有好的睡眠。

（1）树立信心：偶尔失眠，不必过分忧虑，相信自己的身体会自然调节适应。人的身体远比我们想象中的更坚强，一两夜失眠不会造成身体不可挽回的损失。偶尔失眠之后，如不担心失眠的痛苦，到困倦时自然就会入睡；失眠之后愈担心会再失眠的事，到夜晚就愈难入睡。

（2）规律生活：避免失眠的最有效方法，是使生活起居规律化，养成定时入寝与定时起床的习惯，从而建立自己的生理时钟。有时因必要而晚睡，早晨可仍然按时起床；遇有周末假期，避免多睡懒觉，睡眠不能贮储，睡多了不一定好。

（3）保持适度运动：每天保持半小时至1小时的运动，以灵活身体各部器官。睡眠前应避免剧烈运动，有人想利用睡前剧烈运动，从而使身体疲倦而后易睡，这种观点是错误的。

（4）睡前放松心情：睡前半小时内避免过分劳心或劳力的工作。即使明天要参加考试，也绝不带着未解的难题入睡。临睡前听听轻音乐，有助于睡眠。

（5）设计安静卧室：尽量使卧室隔离噪声，而且养成关灯睡觉的习惯。

（6）使睡床"单纯化"：养成睡床只供睡眠使用的习惯，不在床上看书，不在床上吃东西，不在床上看电视。因为在床上进行其他活动时，常常会影响自己定时睡眠的习惯。

（7）睡前饮食适度：睡前如有需要，可适度进食牛奶、面包、饼干之类的食物，有助于睡眠；过饱对睡眠不利；咖啡、可乐、茶等带有刺激性的饮品，不利于睡眠。

（8）饮酒不利睡眠：不少人对酒产生误解，误认为饮酒有助于睡眠。固然，酒后容易入睡，但因酒所致的睡眠不易持久。酒气一消，人容易清醒，醒后就很难入睡。酗酒者容易导致更严重的窒息性失眠。

（9）忌服安眠药物：失眠者切忌未经医师处方，即自行购用安眠药物。即使明天要大考，一夜失眠也不一定影响成绩。而安眠药虽能使人入睡，但药后的副作用，反倒对人身心不利。

（10）失败后的做法：如以上建议不能生效，建议你仍保持定时上床的习惯。如实在无法入睡，可起床做一些节奏较慢的活动。此时不宜使身心过劳。如果做一些强度大、较激烈的活动，企图使自己变得疲惫而入睡，效果将适得其反。

睡眠恶习知多少

（1）睡前生气：睡前生气发怒，会使人心跳加快、呼吸急促、思绪万千，以致难以入睡。

（2）睡前饱餐：睡前吃得过饱，胃肠要加紧消化，装满食物的胃会不断刺激大脑。大脑有兴奋点，人便不会安然入睡，正如中医所说"胃不和，则卧不安"。

（3）睡前饮茶：茶叶中含有咖啡碱等物质，这些物质会刺激中枢神经，使人兴奋，若睡前喝茶，特别是浓茶，中枢神经会更加兴奋，使人不易入睡。

（4）剧烈运动：睡前剧烈活动，会使大脑控制肌肉活动的神经细胞呈现极强烈的兴奋状态，这种兴奋在短时间里不会平静下来，人便不能很快入睡。所以，人睡前应当尽量保持身体平静，但也不妨做些轻微活动，如散步等。

（5）枕头过高：从生理角度上讲，枕头高度以 8 ～ 12 厘米为宜。枕头太低，容易造成"落枕"，或因流入头脑的血液过多，造成次日头脑发胀、眼皮浮肿；枕头过高，会影响呼吸道畅通，易打呼噜，而且长期使用太高的枕头，易导致颈部不适或驼背。身材较高的人通常可选择低一些的枕头，身材较矮的人，反之。

（6）枕着手睡：睡觉时两手枕于头下，除影响血液循环、引起上肢麻木酸痛外，还易使腹内压力升高，久而久之还会产生"返流性食道炎"。所以，睡觉时不宜以两手为枕。

（7）被子蒙头：蒙面睡觉易引起呼吸困难，同时，吸入自己呼出的二氧化碳，对身体健康不利。婴幼儿更不宜如此，否则有窒息的危险。

（8）张口呼吸：闭口夜卧是保养元气的最好办法，而张口呼吸不但会吸进灰尘，而且极易使气管、肺及胸部受到冷空气的刺激。最好用鼻子呼吸，鼻毛能阻挡部分灰尘，鼻腔能对吸入的冷空气进行加温，有益健康。

（9）对着风睡：人体睡眠时对环境变化的适应能力降低，对着风睡易受

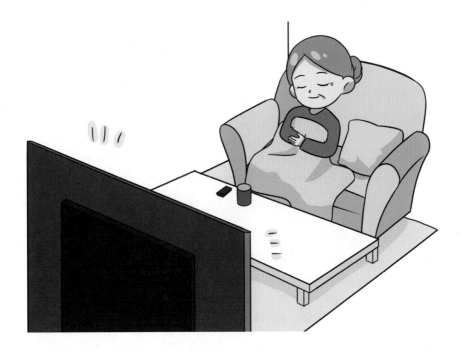

凉生病。睡觉的地方应避开风口，床离窗、门有一定距离为宜。

（10）饭后立即睡觉：吃完饭后，大量食物在胃里，为了更好地消化吸收，人体就会增加胃、肠的血流量。而身体里的血量却是相对固定的，所以大脑的血容量就会减少，血压也随之下降，如在这时睡觉，很容易因脑供血不足而引发中风等症。所以吃完饭后应先活动活动再睡觉。

（11）坐着睡：有些人吃饱饭坐在沙发上，看着电视就睡着了，这就使隐患出现了！因为坐着睡可以使人心率减慢，血管扩张，流到各脏器的血液也就少了，再加上胃部消化需要血液供应，从而加重了脑缺氧症状，导致头晕、耳鸣。有人认为中午就歇一会儿，找个地方趴着睡就行了，可身体却会提出抗议，尤其是中老年人，心肌功能较差，就更应该注意不要坐着睡觉。

（12）醒后马上起床：刚刚睡醒心跳比较慢，全身的供血量也比较少，心脑血管就会相对收缩。如果马上起床，使得心脑血管迅速扩张，大脑兴奋性也加强，这样很容易引发脑出血等疾症。所以，醒后应在床上养神三五分钟再起床。中老年人及有心脑血管疾病的人更应注意这点。

4 如何让好习惯帮助解决失眠问题

（1）睡前可以喝一杯牛奶。牛奶有助于入睡，但对于牛奶过敏或有特殊疾病的人，可以吃个苹果或吃片面包，效果是一样的。平日多食用一些可以提高睡眠质量的食物，如红枣、百合、小米粥、核桃、蜂蜜、葵花子等。

（2）坚持有规律的作息时间，周末不宜睡得太晚。如果周六睡得晚周日起得晚，周日晚上可能就会失眠。

（3）睡前不要猛吃猛喝。睡前约2小时吃少量的晚餐，但不要喝太多水，因为不断上厕所会影响睡眠质量。如果晚上吃辛辣的富含油脂的食物，也会影响睡眠质量。

（4）睡前远离咖啡和烟。建议睡前8小时内不要喝咖啡，睡前不抽烟。

（5）选择锻炼时间。下午锻炼是帮助睡眠的最佳时间，有规律的身体锻炼还能提高夜间睡眠质量。

（6）保持室温稍凉。卧室温度稍低有助于睡眠。

（7）睡觉要放在晚间。白天打盹可能会导致夜晚睡眠时间被"剥夺"。白天睡眠时间严格控制在1小时以内，且不能在下午三点后还睡觉。

（8）保持安静。关掉电视和手机。

（9）要有舒适的床，以提供良好的睡眠空间。

（10）睡前洗澡。一个热水澡有助于放松肌肉，有助于睡眠。

（11）不要滥用安眠药。服用安眠药一定要咨询医生。

（12）失眠的时候不要给自己压力，这样会更睡不着。

5 助眠方法有哪些

（1）睡前做好准备工作：睡前散步；入眠前有条件时最好温水淋浴、盆浴或泡脚。

（2）睡姿和睡具选择：俗话说"不觅仙方觅睡方""站如松，坐如钟，卧如弓"。睡姿以右侧卧、蜷曲度如弓为好。睡床以木板铺、厚软垫较好；枕头以一拳至一拳半高为好。

（3）睡眠要规律化：起居有常，顺应四时，与日月共阴阳，顺应自然节律。

（4）深呼吸催眠法：平躺在床上，脸朝天，两手平放在身体两侧，闭上眼睛，然后开始做深呼吸，同时慢慢举起双臂，举过头部，紧贴双耳，反复10次，这样可消除一天紧张工作后的疲劳，并使自己感到渐入梦境，利于安然入眠。

6　什么样的床睡得比较舒服

床是睡眠的场所，人如果想得到良好的睡眠，床当然很重要。从床的进化过程来看，原始社会的人随便躺在地上入睡，根本没有床的概念。之后人们在地上把树叶堆起来，自己躺在树叶上这才初步形成了床的概念。等到会打猎以后，把兽皮铺在地上，人躺在毛皮上，卧具又进了一步。再之后，人们用木板、木条围成一个框架，在木板上放上羽毛、树叶、兽皮等物，人躺在木框内，真正意义上的床诞生了，而且床的位置开始固定了。从木板床、棕床、藤床、弹簧床、气垫床到水床，人类的床越来越高级，越来越精细，也越来越舒适，其目的就是为了睡得舒服，睡得安稳。

从床的进化来看，目前以睡弹簧床为最普遍，也最为人们所接受，但在挑选弹簧床时要注意，最好能看到其内在的结构。弹簧应当每一根都很结实地连接起来，保持直立的位置，不会因体重而把旁边的弹簧拉得躺下来。弹簧下面要附着在木条上，上面的衬垫要足够厚，使人躺在上面觉察不到有一个个弹簧圈。衬垫一般用泡沫塑料做成，一般有10厘米厚。在衬垫外面的罩布要平整光滑，不能带毛刺。最后弹簧床的边缘要加固，使人坐在床沿上不

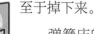

至于掉下来。

弹簧床的软硬合适程度有个测定方法，就是当人在侧卧时，脊梁骨能保持笔直的姿势。如果弹簧床太软，脊梁骨会因骨盆下陷变形弯曲；如果太硬，肩膀和骨盆不会下陷，结果胸椎下陷，这样长期都会引起脊柱疼痛和不适。

7 如何选择合适的枕头

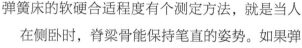

睡觉离不开枕头，适宜的枕头有利于全身放松，能够保护颈部和大脑，可促进和改善睡眠。选择枕头一般应注意以下几点。

（1）高低合适。"高枕无忧"，是否有科学依据呢？事实上，枕头过高，既不利于睡眠也不利于健康。因为如果枕头过高，会使颈部肌肉韧带长时间处于紧张状态，容易引起疲劳，诱发"落枕"。长期使用高的枕头，易造成颈椎的损害，加重颈椎骨质增生和颈椎病，引起颈肩部麻木酸胀，甚至影响脑部供血，出现头晕、眩晕等症状，故有颈椎病的人尤其不应使用高的枕头。而枕头过低不利于脑静脉血液回流到心脏，使脑部静脉血瘀积，从而引起脑缺氧，使人头晕脑涨甚至头疼，不利于睡眠，次日晨起睡醒后还可能出现眼睑和颜面浮肿。由于人的高矮不一，不能用一成不变的尺度来确定枕头的高度，枕头多以自己的一拳头竖高为宜。不同疾病使用枕头的高度也不一致，高血压、颈椎病和脊柱不正的患者不宜用高的枕头，肺病、心脏病、哮喘患者不宜用低的枕头。

（2）长宽适度。枕头以稍长为宜，枕头的长度应够头部在睡眠时翻一个身的位置。枕头不宜过宽，需视人的身高和体重而定，过宽易使头颈部关节、肌肉紧张。

（3）软硬适中。枕头宜软硬适中、以稍有弹性为好。枕头太硬使头颈部与枕头接触的相对压力增大，引起头部不适；枕头太软，则难以维持正常高度，使头颈部得不到一定的支持而疲劳，枕头弹性过大，则头部不断受到外加弹力的作用，易造成肌肉的疲劳和损伤。自古迄今，用作枕头的原料无奇不有，品种繁多。举例来说，石头、竹子、木板、布料等都有，而枕头填充物则包括棉花、木棉、绿豆皮、荞麦皮、羽毛、化纤制品，等等。很多人愿意用羽绒枕头，因为其柔软、舒适、耐用又便于洗涤，不过对羽毛过敏的人不能用，否则会引起过敏性反应。化纤制品的枕头也不错，柔软、舒适，但透气性差，头部易出汗的人不适合，而且久用后会变得硬实，不易松软膨胀。枕套用棉织品或化纤制品都可，以棉织品为佳。

⑧ 睡衣以什么质地为好

在卧室和床垫等的条件有所改善后，晚上睡觉时穿的睡衣就引起了人们的注意，因为睡衣的舒适度对睡眠有一定影响。

睡衣一般可分为睡袍和睡衣两大类，睡袍是一件的，从领子一直罩到腿上，睡衣则分上衣和裤子。穿睡袍或睡衣完全根据个人爱好而定，并无严格的规定。但无论睡袍或睡衣均以松软宽大为好，贴身而不紧箍，这样在床上翻身，起卧都很方便。睡衣上的纽扣越少越好，免得睡着后压在皮肤上不舒服。睡衣的颜色以浅色为佳，有利于睡眠。

既然是睡觉贴身穿的衣服，每天又要穿 8

小时左右，其质地当然很重要。棉织品的吸水性最强，穿着最舒服，夜间睡眠时如果有些出汗，很容易吸收，身体也会感到舒适，但洗后发皱，要熨烫，不太方便。麻织品较挺括，也有一定的吸水性，夏季穿着较好，南方地区常用以做睡衣。丝织品很柔软，又美观，但吸水性差，夏季穿易粘在身上，冬季穿又太凉，所以适合在有空调的房间里穿着，此外真丝睡衣在洗后要熨烫也较麻烦。毛织品一般不用作睡衣的原料。

现在比较常用棉和化纤的混纺料子做睡衣，棉占 50% ~ 60%，这样既有吸水性，也比较容易保持样式，而且又便于染色，不易皱缩，洗后也不用熨烫，因此将其作为睡衣首选原料。

⑨ 年轻人如何应对失眠

（1）不在睡眠时思考重要的事情。当天没有解决的事情临睡前应该考虑好明日处理的方法。

（2）保持有规律的锻炼。专家推荐每天锻炼 30 ~ 60 分钟，并在睡前 3 小时完成。

（3）在白天打个盹。30 分钟的午睡能显著提高工作及学习的效率，并且能让人在晚上也睡得更好些。

（4）难以入眠或半夜醒后再也睡不着时，可以试着看看电视或听听音乐，不强制睡眠，等到有睡意时再上床。

（5）用定时闹钟唤醒起床，以免担心早上睡过头而睡不好。同时，在睡觉时，不要看闹钟上的时间，以免引起烦躁不安。

（6）按时就寝。偶尔一两次睡眠不好无妨，千万不要因为昨夜睡得少今晚则早上床以"弥补"损失。

（7）睡前用热水泡泡脚，避免饮用咖啡、浓茶等刺激性饮品。睡前喝 1 杯热牛奶常有促进睡眠的奇效，不宜饮用牛奶者除外。

10 老年人如何应对失眠

老年人普遍存在睡眠问题。不易入眠、睡眠过浅，容易惊醒、醒后不易再睡，清晨醒来过早，而白天却昏昏沉沉总打瞌睡，几乎是老年人睡眠共同的问题。不少老年人会使用安眠药，并不断加量，但效果却愈来愈差。美国斯坦福大学佛里德曼教授对老年人的睡眠问题提出了一个全新的观点：老年人不要把觉少、失眠当成负担。晚睡、早起，减少在床上时间，应转变"安睡时间长才算健康"的观念。其实，人的睡眠并不是越多越好，一般每天6～8小时，即可满足身体需求。而老年人所需时间就更少，夜间5小时即可满足人体需求。老年人中午再睡1小时左右，可支持晚上睡得更迟些。多数老年人的失眠是心理因素造成的。长时间卧床，苦苦追求延长睡眠时间，会加重焦虑反应，促成心理障碍，形成恶性循环，加重失眠。早晨醒后即起床，不要计较睡的时间长短，消除心理负担，反而能打破失眠的恶性循环，提高

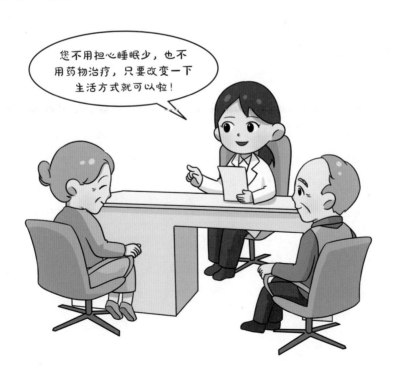

您不用担心睡眠少，也不用药物治疗，只要改变一下生活方式就可以啦！

睡眠的质量。

绝大多数老年人的睡眠障碍无须药物治疗，可以通过改善睡眠习惯和进行心理调节达到目的。可以采取下列方法改善老年人的睡眠：①每天有固定的运动时间，睡前做轻微的体力劳动，对睡眠有利；②调整好自己的睡眠时间，按时起居；③每天下午能暴露在自然光线中一段时间，欣赏一下大自然的景色；④晚餐莫饮酒，睡前数小时内勿饮咖啡、浓茶，少吃点零食或喝杯热牛奶能有助于睡眠；⑤应戒烟，尤其不要在睡前或失眠时吸烟，尼古丁是刺激剂，会扰乱正常的睡眠；⑥最好每晚睡前做同样的事情，如看电视后写书法、画画、看书、洗澡或洗脚，然后上床睡觉；⑦睡前要回忆愉快的往事或编撰一个幻想故事，心情愉悦地入眠。

11 失眠患者如何做日光浴

日光浴是让机体直接暴露在阳光下，并按一定的顺序和时间进行系统照射，利用太阳的辐射作用以锻炼身体、治疗疾病的一种方法。日光浴具有红外线的温热作用、紫外线的生物化学作用等，能活跃组织细胞，增强血液循环，促进代谢，有明显的解痉、镇痛、安神、舒畅情志、调节内脏功能等作用，可减轻失眠患者的不适症状。此外，对于有些慢性疾病，经常采用日光浴，会有明显的辅助治疗的作用。

在日光浴时红外线具有较强的热效应，能使血管扩张，促进血液循环和机体新陈代谢，具有解痉安神等作用，有利于失眠症状的减轻和缓解。紫外线对皮肤表面的细菌、病毒有杀灭作用；能刺激机体免疫系统，提高机体免疫功能；有利于维生素 D 的合成，促进钙磷代谢及骨质形成，有助于预防和治疗佝偻病、骨质疏松等疾病；能使血管扩张，促进血液循环，补充局部营养；并有镇痛、安神、止痒等作用。

日光浴四季都可进行，一般适宜气温为 22 ~ 26℃，不应低于 18℃或高于 30℃，而最适宜温度在 24℃。宜在天气晴朗、阳光充足的条件下进行。夏季可选择上午 9 时至 10 时，下午 3 时至 5 时，其他季节可延迟到上午 10 时以后。简单的日光浴可在阳台上进行，有条件的最好选择空气清新、靠近江河湖海的野外草地、沙滩等室外场所。最初进行日光浴时不要时间太长，应循序渐进，照射时间可由 5 ~ 10 分钟开始，逐渐增加到 1 ~ 2 个小时。

皮肤过敏、发热、出血性疾病等不宜进行日光浴。饭前及饭后 1 小时之内不宜进行日光浴。夏季注意防止中暑和日射病，保护眼睛以免受强紫外线的刺激，冬季注意保暖，预防感冒。日光浴需长期坚持。

第三章　要想睡得好，吃饭很重要

① 饮食与睡眠有何关系

　　合理的饮食结构对大脑来说是必需的。合理的饮食包括蛋白质、糖类、脂肪、各种无机物、微量元素等。正常的进食在吃饱后可促进人的睡眠，进食不足，胃中食物缺乏时使人难以入眠。临床的表现也是如此，当患者因进食不足而体重减轻时，常伴有睡眠时间缩短及转醒次数增多，随着食欲的恢复，体重的增加，睡眠情况也会改善。神经性厌食症患者失眠是其常见的症状之一，当病情好转，食欲增加后，失眠也会不治而愈。抑郁症患者也常有食欲下降，伴之失眠，而睡眠好转往往是抑郁症见好的征兆。

　　据研究，低脂高糖类的膳食可使睡眠减少。究其原因，可能是与色氨酸的摄入量有关，而色氨酸是促进睡眠的 5- 羟色胺的前体物质，高蛋白质的食物中含有更多的色氨酸，有人尝试用色氨酸治疗慢性失眠，有部分人的失眠症得到改善。

　　中医认为，导致失眠的病因之一便是脾胃不和，其病理机制是由于脾胃欠佳和饮食不调，水谷入胃不能化生精微充血填髓而养心益脑，使得人体气血虚衰，神不守舍，失眠症便随之而来。不合理、不规则饮食是引发失眠的重要原因，如饮食无节制，暴饮暴食会损伤和阻碍脾胃的升降气机，令清气不得上升，浊气不能潜降故扰乱了心神，发生失眠；如长时间节制饮食，进餐量大幅减少，可使脾胃气血乏源，气虚血弱使得心血不足，髓海失养，导致失眠，由失眠而引起人体各脏腑、组织、器官以及经脉的生理活动紊乱，又会妨害脾胃运化功能，形成周而复始的恶性循环，失眠症就迁延难愈了。因此，调整饮食结构，养成良好饮食习惯是失眠患者应该努力做到的，只要保持适宜的饮食，再加之必要的运动锻炼，失眠症状会得到有效改善。

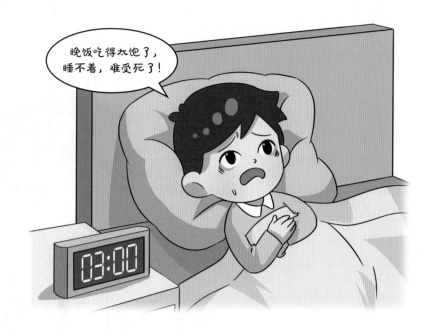

晚餐吃得过饱，会增加胃肠道负担，容易导致消化不良，进而影响睡眠。现代研究表明，进食之后，肠胃等消化器官便开始工作，消化食物需要分泌大量的消化液，这时就需要更多的血液供应才可满足需要，而其他器官的供血相对减少，大脑也会出现暂时性的缺血，人就容易表现出嗜睡，尤其在饱食的情况下更为明显。经过一段时间（约 30 分钟）后，机体才会恢复原状，这种瞌睡感便逐渐消失。如果晚餐吃饱即上床入眠，使大脑处于抑制状态，对其他的器官抑制性加强，使胃肠道蠕动变慢，消化液分泌不足，消化功能减弱，影响食物的正常消化吸收，久而久之，就会产生饮食积滞之病。饱食而卧，胃中胀满不适，因而干扰正常的睡眠。因此，晚餐不宜过饱。

失眠患者应多吃具有养血安神、镇静催眠作用的食物，如百合、莲子、桑葚、大枣、小麦、芝麻、核桃、桂圆、猪心、牛奶、苹果等，现代研究表明，这些食品中含有丰富的维生素以及一定的色氨酸等，有助于调节神经细胞的功能，可以帮助睡眠。茶为人们日常饮用品，在我国有悠久历史。茶叶的药理作用主要由其所含咖啡因及茶碱产生，而咖啡因能兴奋高级神经中枢，使人精神兴奋，思想活跃，饮用过量则引起失眠、心悸，故失眠患者不宜饮用浓茶。

② 妨害睡眠的饮食习惯有哪些

（1）睡前饮酒过量：一般认为，喝酒能助眠。确实睡前小酌一杯可以放松人的紧张状态，同时让身体变得暖和，容易入眠。不过饮酒过量的话，会让人的睡眠一直停留在浅睡期，难以进入深睡期，所以即使睡眠时间超过 8 小时，隔天早上起来仍可能一副没睡好的样子，甚至还可能越睡越累。睡前饮酒多少才算适量，这与个人酒量和酒的品类有关系。以啤酒说来，顶多喝上一罐，威士忌不要超过两小杯为宜，总之只要喝到手脚感到暖和就可以了。

（2）晚餐吃得太晚：吃饱饭必须花费很长的时间才能顺利消化肉类和脂肪，肠胃一旦变得活跃，就会影响入眠。很多上班族常因加班或是事务缠身，晚餐总是拖到很晚才吃，但还是尽可能在睡前 3~4 个小时前用餐完毕。

如果必须在睡前吃消夜，则谨记，选择吃易消化的食物（如富含色胺酸的小米粥），也不要吃得过饱，免得肠胃过分蠕动难以入眠。

（3）减肥断食：现在有很多年轻人采取极端的减肥方式，要不就是许多食物忌口不吃，要不就是干脆断食什么都不吃。减肥人士如若是一直维持这样不良的饮食习惯，不仅容易造成营养失衡，而且气血循环也会变差导致手脚冰冷，就更难有良好的睡眠品质了。要减肥，最好还是寻求专业营养师的协助，养成三餐定时定量、营养均衡的饮食习惯，这样不仅夜里能够熟睡，而且不会有损身体健康。

③ 哪些食物让人难以入睡

（1）易引起胀气的食物：有些食物在消化过程中会产生较多的气体，从而产生腹胀感，妨碍正常睡眠，如豆类、卷心菜、洋葱、西蓝花、青椒、茄子、土豆、红薯、芋头、玉米、香蕉、面包（尤其是全麦面包等高纤维含量的面包）、柑橘类水果和添加木糖醇（甜味剂）的饮料及甜点等。

（2）辣咸食物：辣椒、大蒜及生洋葱等辛辣的食物，会造成部分人胃部灼热及消化不良，从而干扰睡眠。另外，高盐分食物会使人摄入太多的钠离子，促使血管收缩，血压上升，导致情绪紧绷，造成失眠。如果本来就已有高血压病史，进食高盐分食物很有可能引发高血压性头痛及中风。

（3）过于油腻：晚餐丰盛油腻，或进食一堆高脂肪的食物，会加重肠、胃、肝、胆和胰的工作负担，刺激神经中枢，让它一直处于工作状态，从而导致失眠。聪明的做法是，把最丰盛的一餐安排在早餐或午餐，晚餐则吃得少一点、清淡一点，比如晚餐做一些芹菜百合的菜肴，或百合莲子小米粥，能起到安眠的作用。

（4）纤维过粗的蔬菜：如韭菜、蒜苗、芥菜等，都不容易消化，即使要吃，也应该炒烂一点，且不要放太多油、盐。

（5）烹调方式：晚餐尽量多吃水煮、清炖、清蒸食物，少吃煎炸、烧烤食物。食物宜软不宜硬，尤其蒸米饭时，应尽量软一点。还应注意避免食用过黏的食物。

④ 进食不当会引起失眠吗

很少有人会将"吃"与"睡眠"联系起来。导致睡眠障碍有很多原因，但不少失眠者恰恰是因为在睡前或是在白天吃了某种食物而导致夜晚辗转反侧。

受现代社会生活节奏快，压力大，以及夜生活、饮酒等不良生活习惯的影响，睡眠障碍的发生呈年轻化趋势，其中大多数为从事 IT、管理和新闻等岗位的脑力劳动者。

睡眠和饮食有着密切的关系。如果你晚餐丰盛油腻且吃得太多太晚，就会延长胃内排空时间，胃、肠、肝、胆、胰等器官在餐后的紧张工作会传送信息给大脑，引起大脑活跃并扩散到大脑皮质其他部位，致使夜里无法好好睡觉。

很多人将拥有一个好的睡眠寄希望于饮酒。但是，往往睡前小酌，付出的代价可能是半夜醒来数次，睡眠质量严重受损。这可能与酒精对大脑的影响有关，导致深睡期很短或几乎没有。因此这也是有酗酒习惯的人，花很多时间在床上，但是睡眠质量却很差的原因。

睡前如何进食呢？①晚餐吃得少一点，适当选择低脂易消化且含有蛋白质的食物，例如鱼类、鸡肉或是瘦肉。适量的碳水化合物（如大米、麦子等

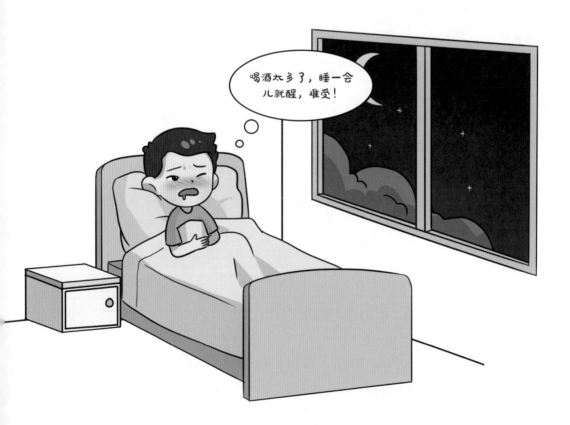

谷物），可发挥镇静安神作用，对失眠者尤为有益。因工作需要吃夜宵的人群，应选择清淡、水分多和易消化的食物。18 点晚餐、22 点睡觉是最科学的餐饮作息方式。②避免食用导致腹部胀气食物：豆类、大白菜、洋葱、青椒、马铃薯、玉米、香蕉、面包、碳酸饮料及甜点等。③适当补充助眠食物：牛奶（内含 α- 乳白蛋白富含色氨酸和吗啡样活性肽）、燕麦（内含其他谷类不含的皂苷和丰富的 B 族维生素）、花粉和蜂胶（含黄酮类化合物）、莲子、珍珠粉、大枣。

5 食物过敏与失眠有什么关系

食物过敏性失眠是指由于机体对某种食物产生过敏反应，而引起的入睡困难和睡眠维持障碍，主要是由于患者对食物耐受性差，产生急性过敏反应所致。常见的食物过敏原有牛奶、鱼类和蛋类。食物过敏性失眠症通常起病较急，常表现为在摄入某种特殊食物后不久即出现入睡困难和频繁觉醒，同时可伴有食物过敏的其他症状，如皮肤瘙痒、呼吸困难或胃肠不适等。还可出现哭泣、情绪不稳、行为激越或白天懒散等精神症状。

本病常开始于婴儿期，2 ~ 3 岁时多可自行缓解，预后较好，治疗上应以预防为主，应避免摄入曾经导致过敏的食物，必要时，可在专业医生的指导下进行系统脱敏治疗。对于过敏症状严重者，可适当应用抗组胺类药物或去甲肾上腺素，前者除抗过敏外，还具有镇静作用，在晚上服用可改善睡眠。

6 酒精和失眠有什么关系

我们饮酒后，酒精很快被胃吸收而进入血液中，随后跟着血液流遍全身，其中受影响最大的是脑和肝。少量饮酒后，酒精对中枢神经系统（脑）产生

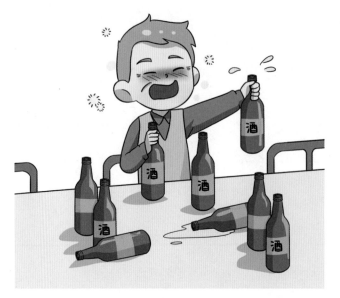

兴奋作用，于是，酒席中话就多了起来，不善辞令的主人会频频劝酒，而拙于应答的客人也会以流畅的语句来应酬，酒桌氛围十分愉快和融洽。在这种情况下无论如何也睡不着，所以小剂量酒精也会使人兴奋而致失眠。

如果谈兴甚浓，酒意也酣，接着喝下去，小脑的功能可能就失控了，饮者说话不清楚，手拿杯子不稳，走路摇摇晃晃，医学上称为共济失调。大脑的功能也有变化，脾气急躁、容易发火，这个时期比较危险，所谓酒后出事往往是在这个时期，如一言不和就吵架、斗殴，甚至毁物、伤人。继续喝下去大脑就会进入抑制期，导致人昏昏沉沉进入梦乡。如果饮酒过度，还会昏迷不醒，严重者威胁生命。

可见饮酒和睡眠有着密切的关系。急性饮酒或是一次性过量饮酒会造成睡眠障碍。如果长期大量饮酒还可引起酒精依赖性睡眠障碍，这种睡眠障碍主要与酒精滥用导致的耐受性、依赖性和戒断症状有关，多见于 40 岁以上的中年人。患者最初常有入睡困难，试图借助酒精帮助入睡，多在上床入睡前 3 ~ 4 小时饮酒。起初，这种做法的确能达到改善入睡的目的，但随着时间的推移，酒精对睡眠的诱导作用逐渐减弱，此时，便可产生不易察觉的戒断症状，如睡梦中突然醒来、出汗、头痛和口干等，进而可继发与酒精相关的睡眠维持障碍。如果突然停止饮酒，还可导致严重失眠、夜间频繁觉醒。少数患者可出现心理性酒精依赖，即认为只要持续地每晚饮酒，才能不会出现睡眠障碍。对酒精依赖性睡眠障碍患者，治疗上应以采用心理、行为干预等各种戒酒方法为主，可在医生的指导下适当应用一些催眠药物，但服药过程中原则上不宜饮酒，而且应严格控制催眠药物的使用时间，不宜长期使用，以免产生新的依赖。

7 刺激性饮料会不会引起失眠

所谓刺激性饮料主要是指对大脑有兴奋作用的饮料，如茶、咖啡和可可等，这些是世界各国人民普遍喜欢的饮料，而这些饮料中都或多或少地含有咖啡因。咖啡因是一种很好的大脑兴奋剂，如果人大量饮用势必会使大脑兴奋引起失眠。

我们不妨来看看各种饮料中咖啡因的大致含量：不论是桶装茶叶还是袋装茶叶，不论绿茶还是红茶，都含有咖啡因，一杯茶中咖啡因含量为30～100毫克；一杯现磨的咖啡中咖啡因含量为90～140毫克；速溶咖啡中咖啡因含量为66～100毫克；一杯热饮巧克力中咖啡因含量为5～50毫克；一块中等大小的巧克力中咖啡因含量为25～35毫克；一罐百事可乐中咖啡因含量为25～50毫克，等等。

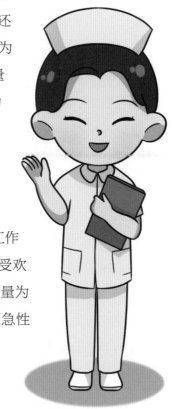

咖啡因会使人大脑兴奋，从而提高注意力，工作和学习效率提高，这也是茶、咖啡、可可等饮料受欢迎的原因。有人测定，每人每天咖啡因最大摄入量为400毫克，如果超出这个量，有可能造成咖啡因急性中毒。

咖啡因急性中毒的表现有：烦躁不安、易激惹、发脾气、失眠、面色潮红、多尿、胃肠道不适、心跳过速、话多、易冲动、肌肉颤抖，等等，这时需及时就诊。

咖啡因实际上还有一个更值得注意的问题，那便是成瘾性。不少人习惯于饮用大量浓茶和咖啡，一旦停止饮用，就会发生戒断症状，那时人会变得疲乏无力、反应迟钝、注意力不集中、记忆力差、工作和学习效率下降、头痛、头晕等，十分难受，需一周左右才能逐步好转。所以刺激性饮料的饮用宜适量。

⑧ 吃麦类食品能帮助睡眠吗

麦类是我国传统粮食作物，以小麦作为日常食物，在我国至少有4000年的历史。除了小麦，还有大麦、荞麦等麦类食品。小麦可用于安神、治疗失眠。

小麦属禾本科植物，碾去麸皮，即得面粉。标准粉加工精度较低，保留了较多的胚芽和外膜，各种营养素含量较高，人们在食用时宜选用标准粉，而不宜长期食用精白粉。麦胚芽是营养素最集中的部位，蛋白质含量约30％，维生素及无机盐含量也很高，尤其富含生育酚、维生素 B_1、维生素 B_2、钙、镁、锌等。中医处方中常见有炒麦芽，既可以养脾和胃，消通食滞，增加食欲，又能够养心安神，促进睡眠。现代研究表明，常食用富含麦胚芽的小麦，可以增加细胞活力，改善脑细胞功能，镇静安神，增强记忆，抗衰老，预防心脑血管疾病。

中医认为，小麦有以下功效：①养心安神，用于心气不足引起的失眠多梦；②滋养肝脏，能改善脏躁症中的心烦失眠症状；③补虚止汗，治疗失眠兼有阴虚盗汗，或气虚自汗；④滋阴清热，用于热盛阴伤所致的烦热、寐差、消渴等的补养和治疗。

吃黄豆能帮助睡眠吗

　　黄豆又称大豆。黄豆的营养成分比较全面，含量也很丰富，有豆类之王的称号。黄豆所含蛋白质为 35% ~ 40%，有人计算 0.5 千克黄豆的蛋白质含量相当于 1 千克瘦肉、1.5 千克鸡蛋或 3 千克牛奶中蛋白质的含量，所以黄豆又有"植物肉""绿色的牛奶"之称。黄豆脂肪含量为 15% ~ 20%，以不饱和脂肪酸居多，具有营养神经、健脑安神的功效，是防治失眠、神经衰弱、冠心病、动脉粥样硬化症的理想食品。黄豆还含有丰富的维生素 E、B 族维生素、无机盐、微量元素。维生素 E 是人体中的一种强氧化剂，与红细胞代谢、生殖功能等密切相关。黄豆性味甘平，食性平和，能补益气血，通络镇静，有益身体。

　　用黄豆制成的豆粉、豆浆、豆面、豆腐等同样富含营养，适宜失眠患者食用。

　　睡眠是大脑细胞的活动表现，随着年龄的增加，人们的脑细胞功能逐渐下降，由此引发许多中老年人的睡眠障碍，其中动脉硬化往往是引起中老年人失眠的重要因素。黄豆制品中豆浆尤为适合中老年失眠患者服用。鲜豆浆营养全面，蛋白质含量高，不饱和脂肪酸多，其特点是含胆固醇很低，含卵磷脂很丰富。据医学专家介绍，卵磷脂是营养大脑的重要物质，可使心血管中胆固醇的含量下降，改善血液的黏稠度，避免胆固醇在血管中沉积，并可软化血管。鲜豆浆的另一特点是容易消化。故中老年人常喝鲜豆浆，不仅能够防治很多的老

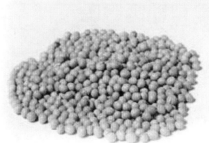
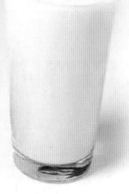

年性疾病，更有利于促进睡眠。

10 吃芝麻能帮助睡眠吗

芝麻又称胡麻。《名医别录》中将其列为上品，并称"八谷之中，唯此为食"。芝麻有黑白两种，性能大致相同。芝麻的功用，自古以来评价甚高，有较好的宁心健脑作用。据现代研究表明，芝麻的蛋白质含量高于肉类，每百克芝麻中，含蛋白质 21.9 克，含钙 564 毫克，是牛奶的 2 倍以上，而铁质含量尤为惊人，每百克可高达 50 毫克，很少有食物可以与之媲美。芝麻中含有丰富的卵磷脂，B 族维生素和脂溶性维生素 E、维生素 A、维生素 D 等，这对补益脑髓，安神催眠，促进脑神经的活力具有积极作用。日本医学界认为，食用芝麻对神经衰弱有很好的治疗效果，能显著改善失眠症状，并认为运动员每天吃 30 克芝麻可增强神经系统的功能。研究还表明，经常食用芝麻的人，睡眠香甜，智力优异，还有美容健身的效果。

芝麻味甘性平，作为安神佳品，可以常服。对肝肾虚损，精血不足引起的失眠、健忘、头晕等症效果尤为显著。许多安神食疗方中就有芝麻一味，可见其助眠功效。

11 吃山药能帮助睡眠吗

山药为薯蓣科植物薯蓣的块茎。山药味甘性平和，具有健脾胃，益精气，安神志的功效。本草名著《日华子本草》记载山药能"长志安神"，主治"健忘"等。山药有很好的补虚功能，且药性平和，补而不伤脾胃，补虚方中多用之。名医张锡纯盛赞山药为滋补药中无上之品，其所著《医学衷中参西录》称它为白色人参，味甘归脾，液浓益肾，能滋润血脉，固摄气化，宁嗽定喘，强志育神。山药的安神作用明显，治疗失眠效果良好。古代文献中有很多关于山药直接作用于心，而有补心气、安心神，开达心窍，主治失眠健忘的记载，如《药性论》记载山药可"镇心神，安魂魄"，肯定了它的直接养心安神作用。

　　山药含有淀粉、糖类、蛋白质、多种氨基酸、胆碱、皂苷，还含有维生素 C、多酚氧化酶、淀粉酶及碘、磷、钙等物质。山药中的胆碱，可以与乙酰辅酶 A 在体内合成乙酰胆碱，而乙酰胆碱是大脑中的重要物质，参与学习、思维、记忆活动，对大脑功能有调节作用。实验证明，山药具有诱发干扰素，增强机体的免疫功能，改善冠状动脉及微循环的血流，增加大脑的血液供应，是一种安神健脑食品。

　　山药的食用方法有多种，可以将山药去皮切片与大米煮粥长期食用。山药晒干捣成粉后比较容易保存，用时可随取随食，山药粉可与米粉或麦粉一起制成各式糕点，美味可口。有的地区将山药与五味子、枸杞子等一起酿成山药酒服用，也是一种很好的食法。新鲜山药还可切片油炸、炒菜做成各种菜肴。这些都是适合失眠患者的食疗。取山药 120 克，切片，煮汁，代茶徐徐温饮，治疗失眠、健忘等症。取山药 50 克，山茱萸 20 克，五味子 10 克，党参 15 克，共煎饮之，能壮脾胃，益精髓，可治疗失眠、眩晕等症。

12 吃蜂蜜能帮助睡眠吗

蜂蜜为蜜蜂科昆虫中华蜜蜂等所产的蜜糖。蜂蜜味甘性平，有很好的滋养作用，我国很早就将其列为补益上品而食用，李时珍称它有 5 种功能，即清热、补中、解毒、润燥和止痛。蜂蜜采自百花的精华，营养丰富，能宁神健脑，增强神经功能，提高机体对疾病的抵抗力，是适合失眠患者食用的补养之品。

现代研究表明，蜂蜜富含果糖、葡萄糖及少量蔗糖、麦芽糖，还含糊精、树胶、挥发油、酵母、无机盐、尼克酸、泛酸、生物素和蛋白质，以及维生素 A、维生素 C、维生素 D、维生素 B_2、维生素 B_6、维生素 K 等。更重要的是蜂蜜含有能促进人体大脑思维和记忆的乙酰胆碱和叶酸。蜂蜜的营养成分全面，且大多数能被人体直接吸收。这些物质进入人体后，可促进大脑的发育，改善因用脑过度引起的失眠、神经衰弱、健忘等病症。

蜂蜜的食用方法简便易行，可于每日早晨，用蜂蜜 1～2 匙以 60℃以下温开水冲匀饮用，亦可拌入牛奶、豆浆、稀饭中服用。夏季可用蜂蜜与金银花汁调和，以清心、除烦、安神；冬季可与桑葚、枸杞子、五味子、柏子仁一起熬膏服用，以滋肾养心安神。蜂蜜还可以与刺五加、糯米、酒曲一起酿成蜂蜜酒饮用，也有安神助眠之功效。

13 吃核桃能帮助睡眠吗

核桃为胡桃科植物胡桃的种仁，又名胡桃仁、核桃仁。核桃味甘性温，具有补肾健脑，安神助眠的功效。古人认为核桃形状像脑，日本学者也指出核桃肉的外形很像人脑皮质表面的脑回沟，所以有食核桃能补脑令人聪明之说。民间也常用核桃配上黑芝麻、桑叶捣泥为丸，以治疗神经衰弱之失眠、眩晕、健忘等症。经测定，核桃肉含有磷、镁、钙、铁等微量元素，以及维生素 A、维生素 C、维生素 E、B 族维生素，还含有蛋白质、脂肪、糖类、粗纤维等营养素。核桃肉中脂肪含量为 25% ~ 35%，脂肪酸大多是人体不能合成的亚油酸和亚麻酸；核桃肉中蛋白质含量为 17% ~ 22%，其中约有 60% 为谷氨酸和色氨酸；无机盐中以磷的含量最高，约占 58%。可见核桃营养丰富，是一味安神增智的好补品，非常适合失眠患者食用。

核桃仁的吃法很多，最方便的是将核桃仁入锅用盐炒熟，每日早、晚各吃几粒。中老年人可将核桃仁与黑芝麻、山药泥、马铃薯泥、山楂泥、糖一起做成核桃糕食用；或将核桃仁炒熟捣碎，与阿胶、枸杞、陈皮、酒、冰糖一起蒸烂为膏，于每年的冬至开始服用，每日 2 汤勺，用沸水冲化，连服 1 个月，可起到调经美容，安神补脑的作用。

14 吃大枣能帮助睡眠吗

大枣是鼠李科植物枣的成熟果实，又名红枣。大枣味甘、性平，具有安神助睡，补脾养血的功效，是失眠患者的理想调补之品。"北方大枣味有殊，既可益气又可安躯"，这是前人对大枣滋养价值的高度概括，安躯即有安睡作用。

大枣，果肉肥厚，色美味鲜，可食部分占总重量的90％以上，含有蛋白质、脂肪、糖类、无机盐、维生素等营养物质。其中，尤以糖类和维生素C含量最高，鲜枣含糖类为20％～40％，干枣为55％～80％，每百克鲜枣中，含维生素C为300～600毫克。大枣含维生素P也很多，其含量可称得上是"百果之冠"。此外，大枣还含有铁、单宁酸、酒石酸等成分。

我国大部分地区种植大枣，一般初秋果实成熟时采摘，洗净鲜用或晒干用。大枣除了生食外，还可以加工成红枣、乌枣、蜜枣、醉枣、酒枣等，在日常生活中大枣制成的传统食品多种多样，琳琅满目，如枣粽子、枣黏糕、枣发糕、枣花糕、长寿糕等，以及做成枣泥馅料，用以制作多种糕点。至于在各种安神助睡的药膳中，大枣就用得更多了。

15 喝牛奶能帮助睡眠吗

自古以来牛奶就是补虚滋养、益胃生津的佳品，《日华子本草》中记载牛奶有"养心"功能。牛奶具有很高的营养价值，改善脑功能的作用十分明显，还有安睡促睡的功效。在自然界中，牛奶是唯一近乎平衡完善的营养饮料，很少有其他天然食物可以与之相比，牛奶的蛋白质不仅能满足人体所需的各种氨基酸，而且质量一流，种类搭配几乎尽善尽美。同时，它所含有的各种物质，如维生素和无机盐无论是在质量上，还是在数量上，以及搭配比例上都无与伦比。

牛奶在饮用方式、时间和贮存等方面大有讲究。据美国和英国的科学家研究发现，牛奶中含有两种催眠物质。一种是能促进睡眠的以血清素合成的色氨酸；另一种则是具有麻醉镇静作用的天然吗啡类物质。此外，早晨过量饮牛奶不利于消化吸收，这是因为牛奶的蛋白质要经过胃和小肠分解成氨基酸后，才能被人体吸收。而早晨在空腹状态下，胃肠排空很快，因此牛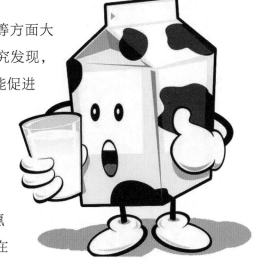奶还来不及被消化就被排到了大肠。故一些营养专家认为，牛奶最好在傍晚或临睡之前半小时饮用，这样有利于营养物质的吸收，有效地提高睡眠质量。

16 吃猪脑能帮助睡眠吗

猪脑含有丰富的蛋白质，磷脂以及钙、磷、铁、B族维生素和烟酸等物质，这些成分与人体所需的营养成分大致相同，可以很好地补充人的营养需要，也有安神益智的作用。

猪脑味甘性寒，《名医别录》记载猪脑主治"风眩脑鸣"，《四川中药志》记载猪脑能"补骨髓，益虚劳，治神经衰弱、偏正头风及老人头眩"。中医认为猪脑能益肾填髓，补脑安神，用于肾虚、髓海（脑）不足所致的失眠、健忘、眩晕等症。

猪脑味美可口，若烹制得法可做成各种软嫩、香松、清爽的药膳，一般加入其他调料的配制，用蒸、炖、煎、炒、炸等方法烹饪后，使其入味，但要注意不可烧制过度，以保持有效成分不被分解。新鲜的猪脑质软、味腥、易碎，不易洗净。在清洗时要求格外小心，可将猪脑轻轻放入冷水中漂洗30分钟，去净脑表面黏液，使脑外筋膜血丝脱离猪脑表面，用手或镊子或竹签除去血丝筋膜（血丝筋膜味腥），然后轻轻放入碗中，加入酒、盐、肉汤、葱和生姜上笼蒸10分钟。这样处理后可除去腥味，增加鲜味，便于烹制。值得注意的是，猪脑虽营养价值高，但体质虚弱或脾胃虚寒的人应尽少食用，且猪脑中胆固醇含量极高，在食用时也应适量。

17 调补失眠患者的茶饮

（1）桂圆茶：取桂圆肉5～10枚。将桂圆肉放在碗中，隔水蒸熟，再用沸水冲泡，代茶频饮，具有补气血、益心脾的功效，适用于失眠、健忘等。

（2）豆麦茶：取黑豆30克，浮小麦30克，莲子7个，黑枣10克。将黑豆、浮小麦、莲子、黑枣洗净，放入砂锅中，加水煎汤，去渣取汁，代茶饮，具有健脾养心、养血安神的功效，适用于虚烦不眠、夜寐盗汗、神疲乏力、记忆力减退、健忘等。

（3）莲芯茶：取莲芯3克。将莲芯放入茶杯中，沸水冲泡，加盖焖5～10分钟，代茶饮服，每日1～2剂，具有清心去热、止血涩精的功效，适用于失眠等。

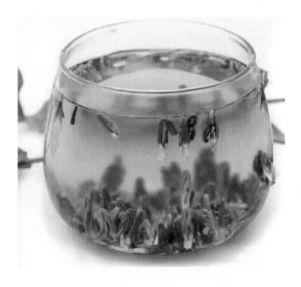

（4）莲芯枣仁茶：取莲芯5克，酸枣仁10克。将莲芯、酸枣仁放入茶杯中，沸水冲泡，加盖焖10分钟，晚饭

后代茶饮，具有宁心安神的功效，适用于心火亢盛型失眠。

（5）花生叶茶：取花生叶若干。将花生叶洗净，晒干，揉碎成粗末，每次取 10 克，放入茶杯中，加入沸水冲泡，代茶频饮，具有宁心安神的功效，适用于心神不宁之失眠症。

18 调补失眠患者的米粥

（1）八宝青梅粥：取白扁豆 15 克，薏苡仁 15 克，莲子肉 15 克，大枣 15 克，核桃仁 15 克，桂圆肉 15 克，青梅 5 个，糯米 150 克，白糖适量。将白扁豆、薏苡仁、莲子肉、大枣洗净以温水泡发，核桃仁捣碎，糯米淘洗干净，所有备料一同入锅，加水 1500 毫升，用旺火烧开后转用小火熬煮成稀粥，随量食用，具有健脾养胃、补气益肾、养血安神的功效，适用于失眠等症。

（2）咸鸭蛋蚝豉粥：取咸鸭蛋 2 个，蚝豉 100 克，粳米 150 克。将煮熟的咸鸭蛋去壳，与淘洗干净的粳米、蚝豉一同入锅，加水 1500 毫升，用旺火烧开后转用小火熬煮成稀粥，日服 1 剂，分数次食用，具有滋阴养血、降火宁心的功效，适用于失眠等症。

（3）海参猪肉粥：取海参 30 克，瘦猪肉 250 克，粳米 100 克，白糖适量。将猪肉洗净切成小片，与涨发好的海参和淘洗干净的粳米一同入锅，加水 1000 毫升，用旺火烧开后转用小火熬煮成稀粥，调味食用，日服 1 剂，早晚食用，连服 7 ~ 15 天，具有补肾益精、养血润燥、除湿利尿的功效，适用于失眠等症。

（4）桂圆莲子粥：取桂圆、莲子各 9 克，大米 50 克，共放锅内煮成粥，临睡前服用 1 小碗，具有养心、健脾、补肾的功效，适用于中老年失眠者服用。

（5）百合绿豆粥：取百合 20 克，绿豆 25 克，大米 50 克，先煮绿豆至半熟，放入百合和大米，再煮成粥食用，具有清心除烦健脾的功效，适用于中青年失眠者服用。

（6）百合大枣粥：取百合 25 克，大枣 15 枚，大米 50 克，三者合煮成粥服用，具有清热养阴补血的功效，适用于有心悸、心烦的失眠者服用。

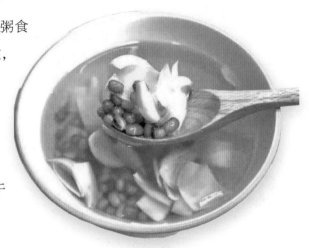

19 调补失眠患者的点心

（1）麻桃蜜糕：取黑芝麻 100 克，核桃仁 150 克，粳米粉 500 克，糯米粉 500 克，蜂蜜 200 毫升，白糖 100 克，糖金桔饼 2 个。将黑芝麻、核桃仁炒熟研末，再与粳米粉、糯米粉拌匀，蜂蜜加白糖和清水 150 毫升调成蜜糖水，拌入粉内和匀，过粗筛筛出粉团后轻轻盛于糕模内，撒一些切碎的糖金桔饼，用旺火蒸 12 ~ 15 分钟即成。将其当点心食用，具有补肾通血、舒筋止痛、润肠通便的功效，适用于失眠等症。

（2）蜜汁红莲：取莲子 250 克，大枣 10 克，白糖 20 克，蜂蜜 10 毫升。将莲子用温水浸泡后洗净去芯；大枣洗净，剔去枣核。将莲子、大枣放入大蒸碗内，加少许清水，装入笼屉，蒸至酥烂后取出。将汤汁滗入锅内，莲子、大枣装入汤盘中。将装有原汤汁的锅上火，加入白糖，熬至溶化时再加入蜂蜜，收浓糖汁，浇在莲子、大枣上即成，当点心食用，具有补脾胃、养心神、益气血的功效，适用于失眠多梦等。

（3）干蒸莲子：取脱皮莲子 180 克，糯米 120 克，豆沙馅 60 克，冰糖末、熟猪油、白糖、桂花酱各适量。将莲子用开水焯一下，捞出去芯，放入大碗中，加白糖和开水，上屉蒸至六成熟时取出，放入蒸锅，置旺火上蒸透，取出备用。碗内抹上猪油，将莲子码入碗内，冰糖末撒在莲子上，另将糯米饭加入熟猪油、白糖、桂花酱拌匀，取大部分放在莲子上，摊平，中间稍凹一点，放入豆沙馅，反扣在盘内即成。干蒸莲子当点心食用，具有补肾健脾、养心安神的功效，适用于失眠、健忘等症。

（4）蜜汁芡实：取芡实 50 克，白果 20 克，桂圆肉 20 克，大枣 15 克，蜂蜜适量。将芡实用热水浸泡后冲洗干净；白果去壳，用清水浸泡后剥去外衣；大枣洗净剔去果核。取锅上火，放入清水、芡实，用旺火煮沸后改用小火煮软，加入白果、大枣，继续煮至熟透，然后加入桂圆肉、冰糖，略煮即成。将其当点心食用，具有益肾固精、补脾止泻、养血安神的功效，适用于失眠健忘等症。

（5）冰糖猕猴桃：取猕猴桃 250 克，冰糖适量。将猕猴桃洗净，去皮，切成块，置于碗中，放入冰糖，上笼蒸至猕猴桃肉熟烂，取出即成。将其佐餐食用，具有解热止渴、和胃降逆的功效，适用于头晕失眠等症。

⑳ 调补失眠患者的菜肴

（1）清蒸猪脑：取猪脑 1 个，干香菇 3 个，盐、鸡汤、葱花、味精各适量。将猪脑去血筋洗净，香菇泡发后洗净。将鸡汤倒入大碗，加入盐、味精拌匀，放入猪脑、香菇、葱花，上笼蒸熟即成，佐餐食用，具有益智健脑、补肝明目的功效，适用于失眠多梦等症。

（2）莲子百合煨瘦肉：取猪瘦肉 250 克，莲子 50 克，百合 50 克，盐 3 克，黄酒 10 毫升，味精 2 克，葱段、生姜片各适量。将猪肉洗净切块，莲子去芯洗净，百合洗净，然后一同放入锅内，加适量的水，再加入葱段、生姜片、盐、黄酒，用旺火烧沸后转用小火煨烂，加入味精即成。将其佐餐食用，具有养心安神、补脑抗衰的功效，适用于神经衰弱性失眠、记忆力减退等。

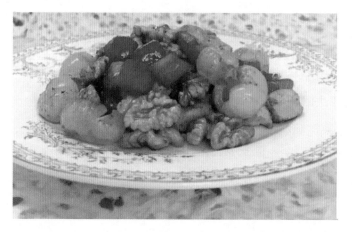

（3）桂圆鸡丁：取鸡胸肉200克，桂圆肉20克，西红柿30克，核桃仁50克，植物油50毫升，盐、白糖、酱油、味精、黄酒、胡椒粉、葱、生姜、蒜、鲜汤、湿淀粉各适量。将西红柿洗净切块。取一小碗，加入白糖、酱油、味精、鲜汤、胡椒粉、湿淀粉，调成汁。鸡胸肉用刀背捶松，切成1.5厘米见方的小丁，放在碗中，盐和湿淀粉拌匀。炒锅上火，放油烧热，倒入桂圆肉、鸡丁、核桃仁，急速炒至鸡肉颜色发白，质干，加入黄酒、葱、生姜、蒜，炒匀后即加入调味汁，再加入在油锅中滑过的西红柿，炒匀即成。佐餐食用。具有补脾益肾、养心安神的功效，适用于失眠健忘等症。

（4）百合炒芹菜：取芹菜500克，鲜百合200克，干红辣椒2个，盐2克，味精2克，白糖10克，黄酒5毫升，植物油10毫升，葱花、生姜末各适量。将芹菜摘去根和老叶，洗净放入开水锅中烫透捞出，沥净水；大棵芹菜根部（连同部分茎）竖刀劈成2～3瓣，再横刀切成约3厘米长的段；百合去杂质后洗净，剥成片状。干红辣椒去蒂、去籽洗净，切成细丝备用；炒锅上火，放油烧热，下葱花、生姜末、红干椒丝炝锅；随即倒入百合、芹菜继续煸炒透，烹入黄酒，加入白糖、盐、味精和清水，翻炒几下，出锅装盘即成。将其佐餐食用，具有降压安神、养阴润肺、养颜美容的功效，适用于虚火上升、心烦而致的失眠等。

21 调补失眠患者的羹汤

（1）银耳羹：取银耳15克，枸杞10克，冰糖30克，猪油适量。将银耳用清水泡发，洗净去蒂，撕成小块，同枸杞一起放入锅中，加适量的水，置旺火上煮沸后用小火继续煎熬

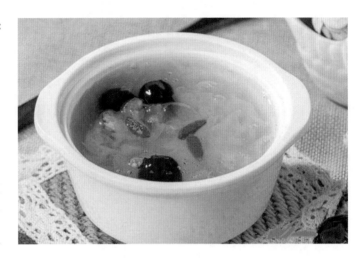

2～3小时；冰糖放入另一锅内，加适量的水，置火上溶化成汁，倒入锅中搅拌，待烧开后撇去浮沫，起锅时加少许猪油即成，具有养阴润肺、益气生津的功效，适用于失眠等症。

（2）藕丝羹：取鲜嫩藕500克，鸡蛋清3个，山楂糕100克，蜜枣100克，青梅100克，白糖200克，玉米粉适量。将藕洗净切成细丝，入沸水锅内略烫后捞出；山楂糕切成细丝、蜜枣、青梅切成末；鸡蛋清打在碗内，加入半碗的清水调匀，倒入盘内，放在笼中蒸5分钟，成为白色固体蛋羹。再将以上4种细丝均匀摆在蛋羹上，白糖放在炒锅内，加入适量的清水，熬成糖汁，再加入适量的湿玉米粉，勾成芡汁，浇在蛋羹上即成，具有补心益脾、止血安神的功效，适用于失眠多梦等症。

（3）银耳百合羹：取银耳25克，百合50克，去芯莲子50克，冰糖50克。将百合和莲子加水煮沸，再加入泡发洗净、撕成小块的银耳，小火煨至汤汁稍黏，加入冰糖，冷后即成，每晚睡前食用，具有安神健脑的功效，适用于失眠多梦、焦虑健忘等症。

（4）山药奶肉羹：取羊肉500克，山药100克，生姜25克，牛奶200克，盐少许。将羊肉洗净，与生姜一同入锅，用小火清炖半天，取羊肉汤400克，与去皮洗净切成片的山药一同煮烂，再加入牛奶和盐，待沸后即成，佐餐食用，具有温中补虚、益精补气的功效，适用于失眠等症。

（5）百合枣龟汤：取龟肉60克，百合30克，大枣10枚。将龟肉切块，大枣去核，百合洗净，三种食材共煮，加调味品，龟肉熟后即可。饮汤食肉，每日1次，连服7～10天，具有滋阴养血，益心肾，补肺脏的功效，适用于心肾阴虚型失眠症。

第四章　白天运动晚上睡得香

① 失眠患者如何进行运动锻炼

　　适合于失眠患者的运动项目多种多样，如散步、跑步、游泳、骑自行车、滑冰、游戏、做操等。一般说来，不经常运动的人开始运动时不宜从事剧烈的运动，运动量也不宜太大，以免过度疲劳，身体不适应，反而影响睡眠。对多数人来说，还是应先从散步、做操开始。睡前 2 ～ 3 小时进行一定的运动，可以促进并加深睡眠。不过，晚上运动的时间也不要离睡眠时间太近，否则将适得其反。

　　散步要尽可能时间长些，要逐步加快速度，以使肌肉、心脏和肺脏都能得到充分的锻炼。一般认为，轻中度运动比大运动量效果好。

　　除散步、做操以外，也可根据自己的爱好选择游泳、骑自行车、打太极拳等运动。这些运动都能排遣紧张情绪，使身体恢复放松的状态，易于

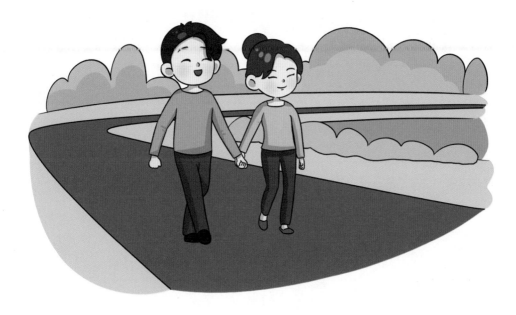

入眠。

锻炼要根据每人的体质、体能，选择适合的体育活动。锻炼的时间以下午 4～5 时为宜。锻炼后，若能再用温水泡脚并按摩，然后喝一小杯温牛奶，对防治失眠颇具功效。

2 睡前散步为何能帮助睡眠

睡眠的前提是全身的放松，是身心的全面放松。要做到全身的放松需要一些准备活动，想使精神放松就得放弃一些冥思苦想的专业技术性的钻研。在入睡前不要再去琢磨科研项目或企求解答一道难题，而代之以轻松活泼的活动，如听一段轻音乐，哼一首自己喜欢的曲子，看一段喜剧，等等。心理上的放松则是放弃一些对自己心理上有压力的考虑和想法，而代之以平常心。

身体上的放松可以做些运动。现在已经有不少人在晚餐后或入睡前到街上散步、慢跑、遛狗、打拳等，这些活动一是锻炼身体；二是娱乐身心；三是进行社交，如果条件许可，坚持这样做是有利的。当然做些运动并不是让你去跑 100 米，和别人比赛，也不是去打一场激烈的篮球或足球赛，这里指的睡前做些运动是做自己力所能及的运动（尤其是老年人）。

散步之后，由于肌肉小量活动，血流通畅，而且脑内血流因为流向肌肉而相对减少些，这样易于入睡。同时在散步的过程中，精神得到了放松，许多心理上压力较大的事想得也少了，就更能帮助睡眠。

如何做入眠操

（1）立正，两臂前平举。第一步：深吸气，最后屏息，两臂尽量伸直，双手握拳，使肌肉紧张起来。口中数数直到两臂颤抖。默念："紧张起来了。"第二步：呼气，上体前倾，下垂双臂来回摆动，肌肉放松。默念："放松了。"

（2）立正，两臂屈肘侧平举，双手握拳于胸前。第一步：双臂、肩带及面部肌肉紧张。默念："紧张起来了。"第二步：身体前俯，双臂垂直下垂，双手交叠。默念："放松了。"

（3）提踵站立，双臂上举，双手相握。第一步：深吸气，全身肌肉紧张，口中数数直到肌肉颤抖。默念："紧张起来了。"第二步：呼气，深蹲，头自然前倾，双臂放松。默念："放松了。"

（4）坐姿，双手置于大腿上。第一步：深吸气。双手用力压大腿，双腿用力压地面。肌肉紧张，口中数数直到颤抖。默念："紧张起来了。"第二步：呼气，放松。默念："放松了。"

（5）仰卧。屈髋，屈膝，大腿靠向腹部，双手抱膝。第一步：吸气，抬头，紧张，口中数数。默念："紧张起来了。"第二步：呼气，放松，放下两腿伸直身体。充分体会肌肉疲劳后放松的愉快感。默念："放松了。"

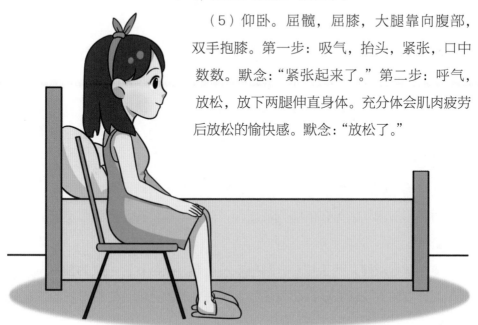

189

（6）坐姿，一手放在太阳穴处，头靠着手直到颈部肌肉疲劳。然后放松，同时用手按摩颈部。

（7）收颌，使面部肌肉紧张，然后放松，按摩面部。

做完操后，会感到心神安宁，并有嗜睡感，此时，可以做入眠前的准备。

4 如何做睡前保健操

睡前保健操可防衰老、通血脉、助睡眠。具体做法如下：

（1）甲端摩头：两手食指、中指、无名指弯曲成45°，用指甲端以每秒钟8次的速度往返按摩头皮1～2分钟，可加强供血，增强血液循环，加速入眠。

（2）双掌搓耳：两掌拇指侧紧贴前耳下端，自下而上，由前向后，用力搓摩双耳1～2分钟。可疏通经脉、清热安神，防止听力退化。

（3）双掌搓面：两手掌面紧贴面部，以每秒钟两次的速度用力缓缓搓面部所有部位，1～2分钟，可疏通头面经脉，促睡防皱。

（4）搓摩颈肩：两手掌以每分钟2次的速度用力交替搓摩颈肩肌肉群，重点在颈后脊两侧1～2分钟，可缓解疲劳，预防颈肩病变。

（5）叠掌摩腹：两掌重叠紧贴腹部以每秒1～2次的速度，持续环摩腹部所有部位，重点脐部及周围，共2～3分钟，此法可强健脾胃，促进消化吸收。

（6）推摩胸背：两手掌面拇指侧，以每秒钟2次的速度，自上而下用力推摩后背和前胸，重点在前胸和后腰部，共2～3分钟，可强心、健腰、疏通脏腑经脉。

（7）掌推双腿：两手相对，紧贴下肢上端，以每秒钟1次的频率，由上而下顺推下肢1分钟，再以此方法顺推另一下肢1分钟，此法可解除下肢疲劳，疏通足六经脉。

（8）交换搓脚：右脚掌心搓摩左脚背所有部位，再用左脚心搓摩右脚背所有部位。然后用右脚跟搓摩左脚心，再用左脚跟搓摩右脚心，共2～3分钟。此法可消除双足疲劳，贯通气血经脉。

睡前保健操如长期坚持，可促进周身代谢，对防病益寿有积极的促进作用。做操时需闭目静脑，心绪宁静，舌尖轻顶上腭，

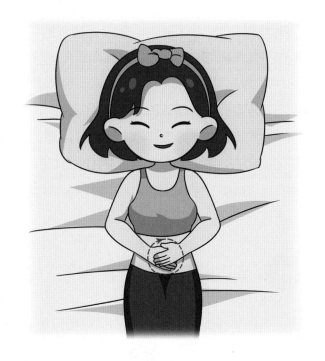

肢体充分放松，前7个方法可采用坐位操作，最后一个方法可仰卧操作。施用这8个方法应紧贴皮肤操作，渗透力越强效果越好。全操时间12～18分钟，年老体弱者可做操12分钟，年轻体壮者连续做操18分钟，做操后肢体轻松，便可安然入眠。

⑤ 经常失眠者是否还应坚持晨练活动

大家都知道，充足的睡眠是消除疲劳和使第二天精力充沛的主要措施。失眠是件很痛苦的事，许多人都经历过，但他们对待失眠的方法与态度却不尽相同。有的人夜间睡不好，早晨就有意识多睡一会儿，认为对弥补当天的精力不足可能有好处，其实这样做并不科学，不但不能消除引起失眠的根本原因，而且容易消磨人的意志，引起忧愁和烦躁情绪，加重失眠。

造成失眠的原因有许多，缺乏体力劳动和健康运动是一个常见的原因。

失眠者若能坚持早起跑步、做操、练太极拳等，经过一段时间的体育运动，将对神经系统的兴奋和抑制过程起到良好的调节作用，为恢复正常的睡眠建立良好循环，可有效缓解失眠症状。当然，要建立这一良性循环，可能会有曲折和反复。开始晨练的几周内，失眠者多由于身体不适应，可能在睡眠方面不会有所改善，甚至加重失眠，但只要坚持下去，逐步摸索出适合自己的运动量和有效的方法，几周乃至几个月后，睡眠一定会得到改善。可见，经常失眠者早晨最好不要睡懒觉，需坚持晨练活动。

6 运动调养失眠要注意什么

治疗失眠的运动疗法有很多种，但无论采取何种运动方法，都应在医师的指导下，以自主性功能锻炼为主，合适的运动量和运动方式是保证运动疗法安全有效的关键。要根据患者的年龄、体质以及病情的不同，选择相应的运动方法和运动量。

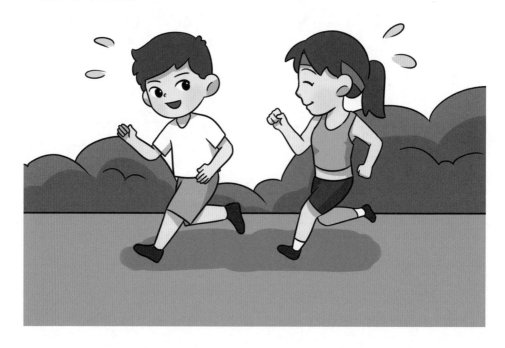

运动调养的动作的准确性是获得良好效果的保障。不正确的动作和姿势，不但起不到防病祛病的效果，而且有可能加重原有的疾病。做运动时应掌握循序渐进的原则，运动量要由小到大，选择的动作要由简单到复杂，运动的时间要由短到长，尤其是针对某些难度较大的动作，更应反复练习，多下功夫。

在进行运动疗法时，要注意适应四季气候的变化，及时增减衣物。在场地的选择上，要避开风大的地方，选择无风向阳处，以防风寒侵袭。

要获得预期的疗效，达到强身健体的目的，千万不可三天打鱼，两天晒网，一定要有恒心、有信心、有决心、有耐心，坚持天天练、月月练，持之以恒。

运动调养作为综合性治疗方法之一，与其他疗法起到相辅相成、相互促进的作用，而单一治疗方法达不到最好治疗效果。在采用运动调养治疗的同时，还应注意与牵引、按摩、针灸、熏洗等治疗方法配合，以充分发挥中医治疗优势，增强调养效果。

第五章　快乐生活不失眠

① 精神愉快的人为什么患失眠的少

　　一个人的精神愉悦与否，对健康的影响颇大。精神愉悦的人，心胸坦荡，无忧无虑，吃得下、睡得着，健康状况当然也就相对好一些。可是人们难免会遇到一些不愉快的事，试想如果一个人在单位里与领导、同事老是闹别扭，关系十分紧张，在这种情况下，精神怎么能够愉悦呢？回到家里，就感到处处不顺眼，又会引起一系列的不愉快。怎样才能使得人们的精神愉悦一些呢？关键是胸怀要宽广一些，在一些事情上，要学习郑板桥的处世名言"难得糊涂"，在一些个人的小事上可以多让人，装糊涂，不要斤斤计较，更不要耿耿于怀，以免使自己陷入精神紧张状态。比如挤公共汽车，被别人踩了一脚，大可不必破口大骂，也许人家也不是故意的，你横眉怒眼甚至举拳相加，结果是可想而知的，既误了事，也使自己陷于更加不愉快的境地。所以郑板桥的另一句处世名言"吃亏是福"，是不无道理的。

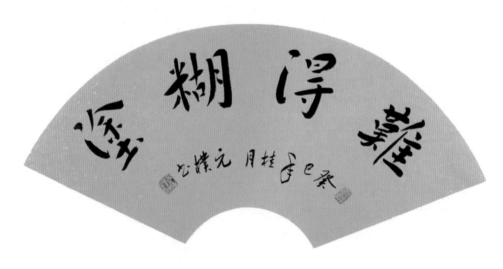

当然，这类话说起来容易，在实际生活中真正做到并不那么容易，这就要在平时加强锻炼和修养，一个人遇事能推己及人的就容易与人相处好些。同时在人际交往中，要加强自己对环境的适应力，不要怨天尤人，社会上有各种各样的人，不要老认为别人是想占你的便宜或者在嫉恨你，在交往中要常常换位思考，假如你处在对方的地位又将如何？这样一来，可以避免许多不愉快的事。也不要老是埋怨目前的环境不好，不要认为这里的人很难相处，其实任何一个地方都会有类似的现象。只要能够做到上面讲的这几点，你的心胸自然也会宽阔许多，在这样的心境当中一般很少发生失眠。睡好了吃饭就香，身体也会更加健壮。

② 失眠为什么与心理因素有关

大脑高级活动过度紧张可影响人的自主神经和内分泌系统的功能，当来自各方面的应激因素，如生活的打击、学习和工作的紧张、未遂的意愿及社会环境的变化等，使人体产生一种心理生理反应，如此便可激活机体的功能，使人们的体力和智力得到锻炼和提高。但超过限度的应激，强烈而持久的心理生理刺激，能使机体某些功能，产生连续性偏高，导致神经递质、内分泌等系统的多方面功能异常，造成大脑或某种器官的功能障碍。大脑的功能调节失常，常易出现失眠及躯体异常的症状。因此，心理因素与失眠密切相关。

失眠作为一种病变是有原因的。如有的人是心理紧张，或由其社会关系、家庭等因素而致，或由某些疾病而致。通过对原发疾病的治疗，疾病痊愈了，失眠也随之好转。心理因素在失眠症发病中占据重要的地位，故此心理疗法不仅可治疗失眠，还可治疗失眠的伴随症状。心理疗法主要适用于治疗以情绪因素起主导作用的疾病，如癔症、心因性抑郁症和焦虑状态等，这类疾病往往伴有严重的失眠症，而随着神经官能症的改善，其失眠症也逐渐好转。医生和家属要想方设法让患者放下"身患重病"的思想包袱。根据不同的对象，采取不同的形式和方法。通过反复耐心地讲解、说明和解释，循因释疑，据理解惑，使患者了解引起本病的病因、性质、症状形成的机制等，从而解除患者对疾病产生的种种顾虑和焦虑情绪，使患者能做到自律、自悟、自解，使患者病后的消极情绪转为积极情绪。

③ 失眠患者如何自我调节心理

（1）保持乐观、知足常乐的良好心态。对社会竞争、个人得失等有充分的认识，避免因挫折导致心理失衡。

（2）建立有规律的一日生活制度，保持良好的睡眠习惯。

（3）创造有利于入睡的条件反射机制。如睡前半小时洗热水澡、泡脚、喝杯牛奶等，只要长期坚持，就会建立起"入睡条件反射"。

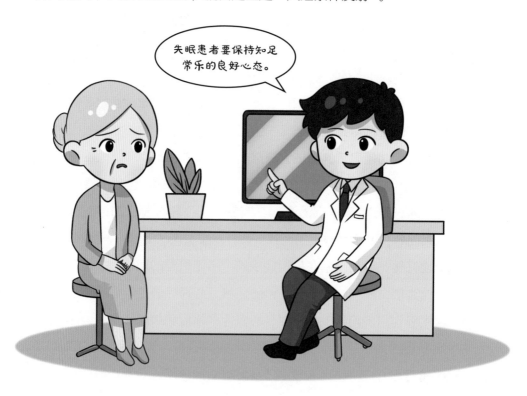

（4）白天适度的体育锻炼，有助于晚上的入睡。

（5）养成良好的睡眠卫生习惯，如保持卧室清洁、安静、远离噪声、避开光线刺激等；避免睡觉前喝浓茶、咖啡等。

（6）自我调节、自我暗示。可做一些放松的活动，也可反复计数等，有时稍一放松，反而能加快入睡。

（7）限制白天睡眠时间，除老年人白天可适当午睡或打盹片刻外，应避免午睡时间过长，否则会减少晚上的睡意及睡眠时间。

另外，对于部分失眠症状较重的患者，应在医生指导下，短期、适量地服用安眠药或小剂量抗焦虑、抑郁剂。这样可能会取得更快、更好的治疗效果。

④ 失眠患者如何进行自我催眠

自我催眠法是通过自我暗示把意念集中指向某一目的的方法。用于自我催眠的方法种类很多，如印度的"瑜伽修行法"、佛教的"坐禅观法"、西欧的"渐进松弛法"、我国的"内养功"，等等，这些都是通过自我暗示，达到催眠目的的方法。据脑电图分析，催眠处于睡眠与觉醒之间，有人称之为梦幻状态。也有人认为，催眠状态犹如聚精会神做某件事的情景。美国的一位催眠专家认为，催眠术只是将人们分散在各处的精力和思想聚集起来，这并不是处于昏迷状态，也不是处于睡眠状态，而是像那种当你聚精会神地沉浸在一种工作或阅读一本小说时几乎难以听见别人对你说的话而已。

这里介绍一种瑜伽松弛入静法："脱下你的上衣和鞋子，解下腰带和领带，如有眼镜也请摘下，伸直身子躺在床上的褥垫上。抬起胳膊，一直超过头部。伸直双脚，尽量坚挺全身。然后，迅速把手放到你的两肋，让全身放松。闭上眼睛，首先把精神集中在两脚的脚尖上，然后，让脚尖放松。请想象你的脚、膝盖、大腿都舒适地浸泡在温水中，这样一来全身肌肉都放松了。接着放松背脊和两肩，然后放松胳膊、手指和下巴，脸上的肌肉也放松了。

现在，请你想象你的身体渐渐沉重起来，终于深深地陷在褥垫中。这样一来，你已感觉不到自己的重量，就这样保持两三分钟，完全放松了，心情十分舒畅。请想象你是一朵云彩，一朵特别轻盈、万念俱空的、飘浮在辽阔蓝天上的云彩……"随着上述意念的不断深入，身体的不断放松，被催眠者不久即可入眠。

5 为什么失眠和抑郁一起治

有一项研究显示，抑郁与失眠和日间嗜睡存在一定的关联，并且失眠是抑郁及焦虑症的诊断性症状。研究还表明，睡眠障碍可能是临床抑郁的普遍早期症状，是诱发抑郁的直接病因。专家提醒：注意睡眠卫生有助于改善失眠症状。

在众多导致失眠的原因中，精神因素所占的比例是很大的。长期失眠会引起情绪的变化，如在睡觉前会出现明显的焦虑情绪，担心是否能入睡，总为是

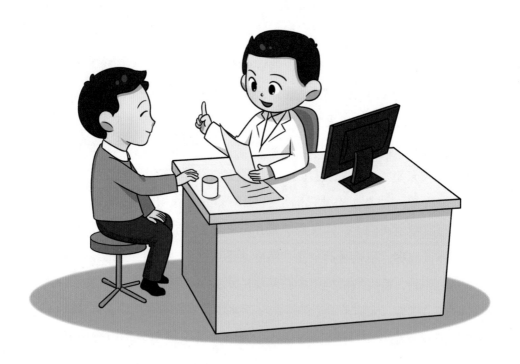

否吃药犹豫，本想尽量控制不吃药，一旦不能入睡又产生更加强烈的抑郁。

此外，由于失眠会使人精力不足、精神萎靡、注意力不集中、情绪低迷，从而整个人就会变得急躁、紧张、易发脾气，尤其是长期慢性失眠会给患者造成一定程度的"消极心态"，也就是抑郁状态。而在有关的数据统计中发现，抑郁症患者有90％都伴有失眠问题，主要以早醒、醒后难以再入睡为主要症状。而反过来说，平时的精神紧张、心情抑郁、生气和愤怒又都会引起失眠，可谓恶性循环。

正是由于抑郁与失眠的"相互依存"，所以在治疗时也需要综合考虑。比如在失眠患者的诊断和治疗过程中，医生就会关注患者的情绪状态，一旦发现有抑郁问题，就需要对此进行治疗。当抑郁症治愈后，失眠的症状也自然会随之改善。反之，失眠的患者则要同时关注情绪，情绪处理好，治疗失眠的效果也能加倍。

⑥ 失眠患者如何进行催眠诱导

进入睡眠状态，要松弛身心，即使催眠状态不太深，也会略有成效。所以，治疗的第一步是进行催眠诱导，待进入催眠状态后再使全身放松。

如果进入了催眠状态，就做以下几点：

（1）凝神注意自己的脚尖，暗示说"脚尖无力，脚尖无力"，使脚尖放松。

（2）暗示说"双膝无力，双膝无力"，使双膝松弛无力。

（3）再暗示说"腰无力，腰无力"，使腰身舒松。

（4）接着给予"从头到肩无力发软"的暗示，使以上部位松懈无力。

（5）然后暗示说"双手无力"，使双手松软。

以此顺序消除全身的紧张。

在催眠状态下，去除身体的力量是件简单的事，凝神注意身体的某部位时，既能松弛全身，同时又能加深催眠状态，解除大脑紧张因素。失眠是

"兴奋过程"加强、"抑制过程"变弱而引起的。所以，通过松弛全身和加深催眠状态以加强"抑制过程"的功能。

7 如何写日记治失眠

睡眠日记是国际公认的辅助检查睡眠疾病的方法，而每天写睡眠日记，对一部分失眠患者来说是一个行之有效的疗法。因为大部分人的失眠与心理、精神因素有关，患者通过检查或分析自己的睡眠日记，可对自己的睡眠情况有一个全面客观的了解，从而可消除或减轻自己对失眠的担心、焦虑和恐惧，并有助于养成良好的睡眠卫生习惯。还有部分假性失眠患者，通过写睡眠日记，可发现自己为之担心、焦虑的所谓睡眠不良其实并不存在，从而"失眠"及其导致的焦虑现象能够自发缓解。

自认为失眠者，在起床后 30 分钟内，尽可能尝试记录昨晚睡眠的情况，以及白天是否嗜睡等，其内容可分为：

（1）晚上上床时间？上床熄灯后多久才入睡？一星期有多少次入睡困难？

（2）入睡后是否经常觉醒或惊醒？一个晚上发生此现象几次？

（3）醒来能否很快再入睡？或多久时间才能再入睡？

（4）有无多梦或出现噩梦？是否认为这是引起失眠的主要原因？

（5）清晨什么时间醒过来？醒过来后能再入睡吗？多久才能再入睡？

（6）整晚睡眠时间有多久？

（7）是否有打鼾声？

（8）白天是否嗜睡或有不舒服的感觉？

（9）醒过来后，何时离开床铺？

（10）与上周比较，本周睡得如何？

（11）醒过来后，感觉是否睡得充足？精神是否饱满？白天是否小睡或打瞌睡，时间多久？

（12）是否服用安眠药，药物名称，服用时间与剂量多少？是否使用烟、酒、茶、咖啡、可乐及兴奋剂，注明服用时间与剂量。

8 失眠患者如何进行娱乐助眠

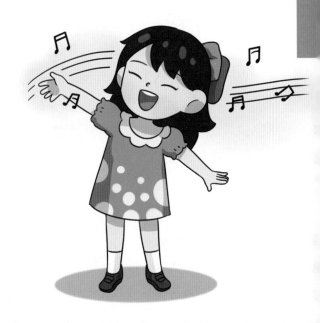

娱乐疗法是用休闲娱乐活动来治疗疾病的一种方法。《黄帝内经》中就有五音治病的记载。对于失眠的患者，可根据其爱好与身体状况选择休闲娱乐活动项目，如唱歌、跳舞、下棋、打牌、听音乐、写诗、绘画、弹琴，做体操、打太极拳、练太极剑，以及参加各种球类、田径运动等，通过这些休闲娱乐活动，增进人际关系，增添生活情趣，陶冶性情，消除紧张忧虑，而达到改善失眠或帮助入眠。

9 急性失眠患者如何进行心理治疗

急性失眠作为一组临床综合征，指新近发生持续仅几日、几周，以入眠难为主，常伴有睡眠延续困难的睡眠障碍。急性失眠者往往伴有严重的焦虑，这种焦虑起源于对失眠本身和失眠后果的担心。焦虑与失眠互为因果导致失眠的加剧。

无论何种因素引起的急性失眠，有针对性的治疗应居举足轻重的地位，尤以躯体疾病、脑器质性疾病和心理障碍的失眠常见。心理治疗主要适用于社会心理因素引起的急性失眠，其作用在于消除或淡化心理因素，抑制精神性兴奋，消除继发性焦虑，摆脱心理冲突，以恢复自然睡眠的生物节奏。要耐心倾听患者的陈述，以了解其病因、失眠的主观体验和对失眠的态度。医生等倾听过程中，不要打断患者，让他把话说完。因为倾诉和倾听本身是心理治疗的重要环节。许多患者倾诉内心的隐衷时，往往和盘托出甚至声泪俱下，大哭一场为快。医生在进行治疗时应细致地进行体格检查（包括必要的实验室检查）和精神检查，这不仅有助于发现患者心理障碍的症结，更有助于建立相互信任的医患关系。心理医生可同患者一起寻找致病原因，认识和分析心理因素，消除心理因素或淡化心理因素引起的应激。用科学的道理阐明心理因素是如何导致失眠的。许多患者在急性失眠之初，并不能明确地认识到心理因素与失眠的关系。

焦虑在失眠的发生发展过程中起了推波助澜的作用。失眠患者的焦虑常继发于失眠，也可能源于内心冲突。焦虑与失眠相互影响，必将加重失眠。医生的责任是让患者认识到失眠无非是睡眠觉醒周期的暂时性失调，对人体并无重要的损害。指导患者按自然规律行事，切勿焦躁。失眠患者还可横下一条心，做好充其量整夜不寐的心理准备，心也就很快的平静下来，精神兴奋逐渐消除，睡眠悄然"降临"，正常睡眠节奏不难恢复。反之，若心烦意乱，思虑过多，干脆起床活动，散步、强迫计数、看书等，以增加身体负荷来制造疲劳诱导睡眠，往往事与愿违。焦虑过重的病例若适当辅以普萘洛尔和地西泮治疗，常会收到事半功倍的效果。

⑩ 失眠患者如何用行为疗法进行治疗

行为疗法主要有如下几种，可单独运用，也可综合运用。但都要求患者长期坚持，一般要进行 1 个月以上。

（1）刺激控制疗法：主要适用于严重入眠困难的慢性失眠患者。这些患者因入眠困难往往上床较早，试图强迫自己早早入眠，但实际上却事与愿违，越想早点睡就越睡不着，焦虑烦躁，以致恶性循环，甚至彻夜不眠。刺激控制疗法要求患者不要早上床，只有在困意来临时才上床；如果上床后 15 ~ 20 分钟内不能入眠，则要起床到其他房间去活动一下，如看书、看电视、织毛衣、做家务等，但要避免进行使人高度兴奋的活动，如下棋、打扑克等。当再次感到困倦时再上床，如 15 ~ 20 分钟内仍不能入眠，则再起床活动，如此反复，直至入眠。

（2）睡眠限制疗法：主要适用于那些夜间常常醒来或睡眠断断续续的严重慢性失眠患者。这类患者首先要对自己平时的睡眠进行评估，获得每晚睡眠的平均小时数，然后，把自己在床上的时间限制在这个数值。例如，估计平均每晚睡 4 小时，就规定自己每天 2 时上床，6 时起床。数天后，当每晚在床上的大部分时间为睡眠时间时，开始增加在床上的时间，改为 1 时半上床，

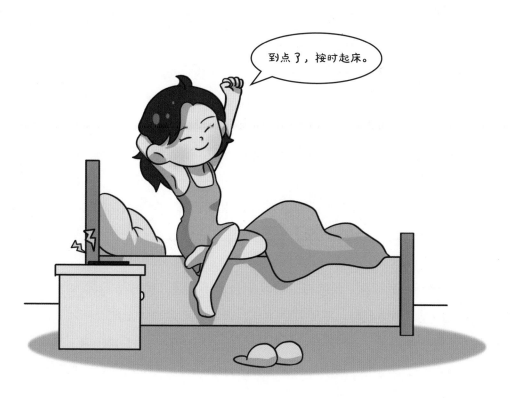

仍为 6 时起床。当床上时间又大部分为睡眠时，再次提前半小时上床，这样逐渐达到正常睡眠时间。睡眠限制疗法要求患者每天早上在规定时间起床，即使夜间睡眠不好，也要按时起床，中午不要午睡。

（3）松弛疗法：适用于各种原因引起的入眠困难或夜间醒后难以再睡的失眠，既可用于偶尔发作的失眠，也可用于慢性失眠症，对伴有焦虑的失眠症效果更好。松弛疗法通过逐步放松人的精神和肌肉，诱发入眠，大多数患者在实施松弛疗法的过程中就睡着了。

初学者要学会放松肌肉的技术。首先，体会一下放松的感觉：紧握右手拳头，并持续 5 ~ 7 秒，注意体验有何种感觉，尤其是体验不舒适感；接着，很快将手放松，注意紧张与放松之间有什么差别，好好地享受一下肌肉松弛的滋味，持续 15 ~ 20 秒，此时手臂有温暖感。在了解放松感觉后，再练习不经紧张而直接放松肌肉和自然地放松全身肌肉。

掌握放松肌肉技术后，就可以用于治疗失眠症。方法是：晚间上床或夜间醒来难以入眠时，放松精神，排除一切杂念，把全部的感觉集中在肌肉放松过程上，并注意享受这种平静而舒适的滋味；对放松的肢体有一种连动也不想动一下的感觉。一般可按左肩、左臂、左手、左手指、右肩、右臂、右手、右手指、胸、背、腰、臀、左大腿、左小腿、左脚、右大腿、右小腿、右脚、头、面、须的顺序进行，这一过程做得越细致越好。完成全部放松所需的时间不受限制，依个人具体情况而定，但不宜过快，重点是体会放松的感觉。

在放松肌肉时，默念某些话如"我累了，浑身都没有力气，需要休息""紧张消除了""松……松……松……""完全松弛了"等，有助于放松过程。

对于特别顽固的失眠患者，可以综合运用上述 3 种方法。具体做法是：①建立每天最小睡眠量，不要过早上床，仅在有睡意时才上床，而每天起床时间保持一致。②上床前不要进行兴奋性较强的活动。③不要在床上从事非睡眠性活动如看电视、阅读、进食等。④如 15 分钟内不能入眠，则离开床，当有睡意时再睡。⑤白天不午睡。⑥上床后或夜间醒后进行精神和肌肉放松练习。⑦病情好转后，可逐渐延长睡眠时间，直至恢复正常睡眠。

在实施行为疗法时，要求在下午和晚间不喝浓茶和咖啡；酒精可破坏睡眠结构，导致夜间觉醒增多，所以嗜酒者要尽量减少饮酒量。

特别严重的失眠患者，在实施行为疗法的开始阶段，可应用少量镇静催眠药，1 周后逐渐减量，直至完全停用，以便用行为疗法完全取代药物治疗，最终达到治愈失眠的目的。

11 失眠患者如何用放松疗法进行治疗

放松疗法是借助适当的身体运动，使肌肉和精神得到放松，以达到治病保健的目的。此法起源于中国古代的胎息功、导引术及印度的瑜伽等。近年来，美国、印度已对此法进行了深入研究，并加以推广应用。这种疗法是通过学会随意的神经放松，间接地来调节包括心脏、动脉等在内的身体系统。此法练习时，取自然仰卧姿势，两手伸直、放松，手掌向上，稍许离开身体一些。进行的顺序如下所述。

（1）左臂的放松

① 为了体会发生于肱二头肌上的收缩感，利用仰卧姿势，一边弯曲左肘，一边慢慢地把左臂向上抬起，并使手背向前臂靠拢。若按压患者的腕部、抬起肘部，肌肉感觉会更强。这种感觉不是肌腱的疼痛而是紧张，重要的还不只是紧张，而是要体会到"紧张的感觉"。如果理解了这种紧张感觉后，就使上举的前臂松动，以手臂本身的重量放下，目的是要体会放松的感觉。这种运动没有必要在短时间内多次反复练习，最重要的是在松劲以后，慢慢地仔细体会放松的感觉。

② 与练习肱二头肌的方向相反，肘不离开床，使手臂体直、用力，能感觉肱三头肌的紧张。

③ 手掌向上，手臂伸直，在手腕处使手掌弯曲，体会屈肌的紧张。

④ 手掌向下，手臂伸直，手腕向上弯曲，去体会与③相反的伸肌的紧张。如左臂已能放松，右臂也以同样的顺序练习。

（2）下肢、臀部、腰部的放松

① 左脚伸直，使脚腕向底屈，体会腿肚处的紧张。

② 左脚伸直，使脚腕向背屈，体会胫部的紧张。

③ 脚跟不离开床，使左膝弯曲，体会膝窝部的紧张。

④ 相反，使左膝伸直，体会大腿四头肌的紧张。

⑤ 仍然使左脚伸直，让脚跟稍微向上抬，体会腰肌的紧张。

⑥ 左腿伸直，稍许向上抬起，由人托住，向下方弯曲，体会臀部肌肉的紧张。左腿练好后，右腿也以同样顺序练习。

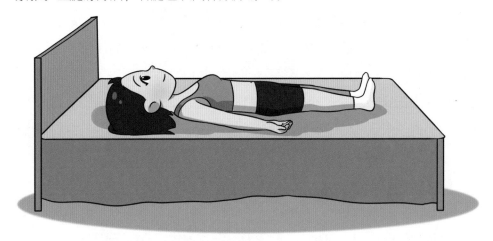

（3）腹、胸、背、肩、颈的放松

① 屏紧腹部，体会腹肌的紧张。

② 深深地吸气，体会胸部到横膈膜的紧张。

③ 扩展胸部，使背部弯曲，体会背部两侧的紧张。

④ 左臂向上停直内旋，体会胸部肌群的紧张。

⑤ 把两肩向后方拉紧，体会肩胛骨处的紧张。

⑥ 耸肩，体会肩上部和头颈两侧的紧张。

⑦ 把头弯向一侧，体会两侧颈部的紧张。

⑧ 下巴向下，头颈两侧会出现紧张。

（4）眼部的放松

① 向额皱起眉头，体会整个额部的紧张。

② 颦蹙，体会两眼间的紧张。

③ 紧闭眼睛，在眼睑一带会出现紧张。

④ 头不动，眼睛向右看，体会眼部肌肉的紧张。

⑤ 把手放在患者眼横侧约 2 米左右处，由一侧向另一侧移动，患者的眼睛随着手的移动，去体会伴随眼球运动的动眼肌的紧张。之后，逐渐地把间隔缩小，最后只以一只手指那样的距离移动去体会同样的紧张。上下方向也以同样的方法练习。

（5）精神活动的放松

选择安静的房间，开始闭眼 15 分钟，把上面所练过的放松法，全部练一遍。然后，想象有汽车正从身边开过，用眼去追踪开过的汽车，来体会眼睑及眼球运动的紧张，再使这种紧张放松。此时，不要努力使想象出来的形象消失，而是把紧张感消除。放松一会儿后，再想象其他的形象同样地进行从紧张到放松的练习。

（6）发语肌的放松

① 紧闭嘴巴，从下巴到太阳穴出现紧张感。把嘴张大，体会耳前的紧张。

② 把两唇启开，露出牙齿，在颊部出现紧张。

③ 两唇缩成圆形，发"喔"音，在嘴唇出现紧张。

④ 把唇缩回，在舌和颚的后部发生紧张。

⑤ 发出声音，从 1 数到 10，声音渐渐小下去，每次发音时，笼统地体会舌、唇、额、咽喉、胸部、腹部的紧张，把各部位放松。最后，仅以想象数数来记忆这种紧张感，并使其放松。

（7）放松法的计划

左臂每天 1 小时或更长些，约练习 6 天，然后加练右臂，时间同上，依次加练左腿、右腿各9天，躯干3天，颈2天，前额、眉、两眼各1天，视觉形象7天，颊1天，颚2天，唇1天，语言器官3天，想象语言7天。

12 失眠患者如何采用行为矫正方法治疗失眠

（1）首先是在自己思想上应该有足够的信心和对各种现象（如症状反复等）的精神准备，这是保证疗效的基础。

（2）下午和晚上不喝茶不抽烟，上床前半小时停止脑力活动，做好睡觉的准备（如把被子、褥子铺好，洗脸、刷牙等），到室外活动10～15分钟。这种活动根据自己的体力及具体条件来安排。如有条件的，可在浴盆中，用32～35℃水全身浸泡20分钟，或者到室外走动以活动肢体，或者上下楼梯几次，或者用热水泡脚，等等，在这期间，不要与他人谈论工作，自己也不要去想工作或需要耗费心思的事。

（3）上床前不要给自己任何暗示，比如"我今晚可能会睡不好""今晚不要失眠"等之类的想法。上床后，也不必强迫自己"快点入眠"。事实上这是强迫不了的。相反，越强迫自己入眠，越不能入睡，也不要强迫自己"不要想事"。这种"强迫"是毫无用处的，也不要时时看表，去计算已经上床多久了。最好把手表摘下放在桌子上，不要将手表放在枕头下，因为那些失眠症的患者，枕头下手表"滴答"的声音有时反而使他不能入眠。

（4）上床后，如果感到脑子特别清醒毫无睡意，那么就立即起床做些其他事情，直到感到有些倦意时，再关灯上床。或者躺在床上看看书直到有睡意了再关灯睡觉。

（5）上床后，如出现倦意，但是脑子却还老是想一些事，摆脱不了，就随它去，尽量保持平静，一般这时想的都是一些比较零碎和片断的事，就不要去把它们连起来系统化思考，更不要去思索"为什么是那样的，不是这样的"。如果中间思路断了，也不要去回想，更不要强行记忆或者仔细思索什么复杂问题。

（6）上床后，把肢体摆在你认为最舒适的位置上，双眼半闭，轻轻地呼吸，让全身肌肉放松，眼睛可以固定注视一点，可以轻轻地提示自己："我的手臂感到沉重无力了，脚也无力了，要睡了"。或者使自己轻轻地打呵欠，此时再想象一个十分寂静的环境，这样，不久就会慢慢地进入梦乡。此时关键是放松肌肉。要学会放松肌肉，先是头部、枕部，然后是上肢、腹部，最后是下肢。放松的标志是抬不起，手脚移动都感到很沉重，但是感到舒适，同时思想上也要放松。

（7）每天定时起床，在开始时，起床时间可以早一点，比如规定早晨五时，即使是被闹钟叫醒的，当时仍感到昏昏欲睡，也要立即起床，即使当晚你只睡了3～4小时也要起来。起床后，如果有条件洗个温水澡，或者用冷水（冬天用温水）洗脸，然后到室外去活动，之后再照常上班工作。

（8）在治疗期间不睡午觉，早起可以喝1杯浓茶，如果有午睡习惯，中午做些轻度体力劳动或者球类运动。下午如果感到头昏或倦怠时，可用温水洗脸，但不要睡觉。

（9）晚上入眠后，如果中途醒来，不要睁开眼睛，轻轻地翻个身再睡，不要开灯看是什么时间了。有晚上起床小便习惯的，小便后立即再睡，不要吸烟或做其他事情；如果小便后脑了清醒不想再睡了，就按（4）的办法；如

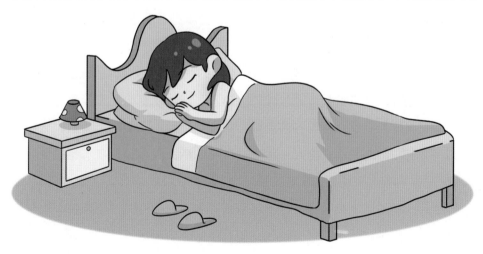

果已经快到规定起床的时候，那么就按照（7）的办法，索性起床进行各种活动，而不要在床上等待天亮。

⑬ 失眠患者如何采用花香疗法

现代研究表明，各种花香由数十种挥发性化合物组成，含有芳香族物质，包括酯类、醇类、醛类、酮类和萜烯类等物质，这些物质能够刺激人们的呼吸中枢，从而促进人体吸进氧气，排出二氧化碳。充分的大脑氧供应，能够使人保持较长时间旺盛的精力。有研究表明，花草繁茂的地方，空气中的阴离子特别多，它可以调节人的神经系统，促进血液循环，增强免疫力和机体活力等。同时，在花丛中漫步 1 小时就能呼吸 900 升花味空气，这些花味空气对醒神健脑大有裨益。蜜蜂能够连续长距离飞行而不知疲倦，这与它每天呼吸高能营养的花味空气有关。有些国家建立专门医院利用花香治疗气喘、冠心病、高血压、神经性官能症、精神病及流感等疾病，效果甚佳。近年来，日本流行以鲜花所具有的"气"来养心愈疾。其实，我国古代就对居室的花草树木有相当挑剔的选择，这不仅仅是一种文化倾向，还是一种健康需求。

心理学家发现，人的嗅觉对花味空气十分敏感。花还能够调节人的情绪，比如，丁香的气味使人沉静、轻松；紫罗兰和玫瑰花香使人心情愉悦。花香疗法就是根据不同的身心需要，来选择不同的花卉品种。菊花、蔷薇、百合、豌豆花等花香，具有松弛神经、减轻精神紧张、消除身心疲劳等治疗神经系统疾病的功效。另外，花的各种色调，从视觉上给人以纯洁、高雅、愉悦的感觉。错落变化的花枝，给人一种视觉空间的活泼美感。置身于花的世界使人顿感心旷神怡，一切烦恼和疲劳都可置之度外。

然而，同任何事物一样，花香过量则有害。花味空气过于浓郁，氧含量相对减少，反而刺激人们过度换气，使血液中氧含量降低，会出现头痛、头晕、恶心等症状。部分过敏体质的人，受到有些花粉的刺激，会出现过敏性哮喘、过敏性鼻炎，应避免接触。

14 听古典音乐能治失眠吗

值得注意的是，失眠人群越来越年轻化，很多在校大学生和刚步入社会的年轻人也出现了不同程度的睡眠障碍。睡眠障碍及相关疾病与心理障碍、脑功能异常、躯体功能紊乱及其他多种疾病均存在密切的联系。

专家指出，选用中外古典音乐可有效治疗失眠，如西洋古典音乐的摇篮曲、小夜曲，民族乐曲则首推《二泉映月》《渔舟唱晚》。可根据失眠病因和个人体质的不同，有针对性地选用中国传统音乐调式的五音阶"宫商角徵羽"来进行治疗。中医认为，音乐通过影响相应的情绪，进而影响到脏腑功能。因脾胃不好而失眠者可采用宫调（以音符"1"为基音）音乐。心肾不交、阴虚火旺者可采用羽调（以音符"6"为基音）音乐，如《出水莲》。肝气郁结、

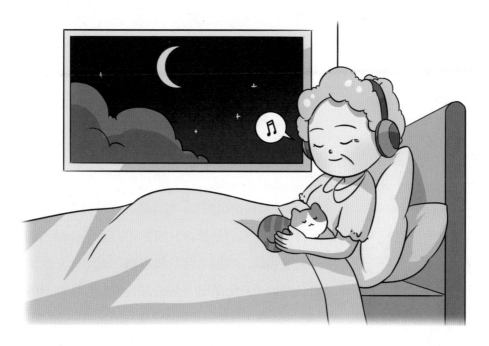

抑郁者可采用角调（以音符"3"为基音）音乐，如《春江花月夜》《二泉映月》《渔舟唱晚》属于商调，与肺对应，可解悲伤。

情绪抑郁者尤其是女性，临睡前先听节奏强烈的鼓曲配合运动宣泄郁结情绪，然后听《春江花月夜》，再听《渔舟唱晚》。一周采取 3 次音乐疗法即可，每次持续 30 分钟到 1 小时。如果因为经常上夜班导致睡眠障碍，听音乐顺序应与前者相反，且最好在午后进行。

15 幽默可以治疗失眠吗

幽默疗法也称喜剧疗法、欢笑疗法。它是通过观赏喜剧、相声、小品等文艺节目，使人得到精神上的松弛，心理上的平衡，以达到治病养生目的的一种自然疗法。幽默疗法是使人保持良好情绪的情志疗法。俗话说："笑一笑，十年少。"笑是人们心理和生理健康的标志之一，笑能调整人们的心理活动，能消除诸如苦闷、气恼等各种不良情绪，使人保持良好的情绪。同时，笑能促使机体的膈膜、腹部、心脏、胸部等器官加强运动，达到清除呼吸系统中的异物，刺激肠胃，加速血液循环，提高心跳频率的作用，还能促进肾上腺素等激素的分泌，对机体产生有益的影响。

16 情绪变化引起的失眠如何进行调养

失眠主要表现为不容易入眠、早晨过早醒来、整个睡眠深度很浅及整夜梦境连绵等。引起失眠的原因有很多，但归纳起来，最主要的还是心理因素和环境因素，也有一些是由于生理疾患，或服用药物和酒精之类的兴奋性饮料所引起的。其中，心理因素名列第一。人类的一切行为，都受心理因素的支配，喜、怒、哀、乐、悲、恐、惊等心理反应都能使人失眠。

人的情绪波动与失眠密切相关，当一个人的情绪处于低谷时，往往伴有失眠症。要使情绪走出低谷，防治失眠及由此产生的恶性循环。在所有改善情绪的自我调节方法中，有氧健身法最有利于恶劣情绪的改善，如骑车、散步、游泳等有节奏的运动，能增强心肺循环功能，改善人体对氧气的利用。食物与情绪也有联系，单一的糖类有镇静情绪的安慰作用，蛋白质食品则有益智、醒脑和维持头脑机敏的功能。心理学家建议，为避免郁郁寡欢，不要穿冷色调的衣服，或在身边布置冷色调的环境；为避免烦躁和愤怒，不去看红色；而灰色、白色、黑色则能起镇定作用，有助于缓解焦虑和紧张。

睡眠是中枢神经系统的一种主动抑制过程，皮质区域产生的抑制过程广泛扩散，并扩散到皮质下中枢时，才能引起睡眠。如果人的情绪过度紧张，焦虑不安，瞻前顾后，就会在大脑皮质相应的区域形成一个很强的兴奋灶，干扰入眠抑制过程的扩散，难以入眠。无论多么重要的考试、比赛或其他重大事情，在经过反复认真地准备之后，直至临战前夕，都应充分相信自己，坚定必胜的信念，进行一些轻松的运动或娱乐，使精神放松，消除对成败的种种顾虑及杂念，这是得以安眠的重要前提。

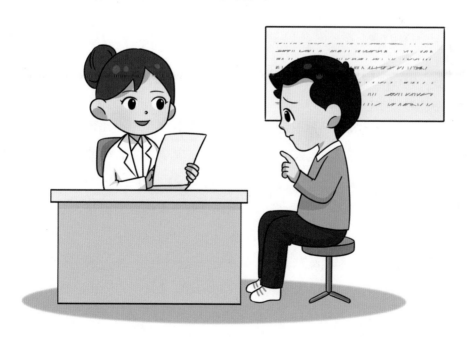

要纠正对睡眠的种种误解，消除对失眠的畏惧心理。有人以为"要是少睡了多少时间，就得补多少时间，否则就会影响精力"，这是没有科学道理的。很多人有这样的体验，在比赛或其他非常紧要时期，即使少睡了一些时间，同样也会感到精力充沛，这说明人是有很大潜力的。人的精力和体力都具有一定的保险系数，所以即使一时难以入眠，我们也千万不要着急，相反，越急就越难入眠。

要认清病因，进行自我放松。要认识自己的失眠是由于白天精神紧张所致，以最短的时间放松身心。

要正确评价自己。很多人紧张是由对自己的行为未能正确评价所产生的。所以，如果能从不同的角度来认识自己的行为，发现善和美，看到优点、长处和成绩，就可使自己的心情好转从而减少紧张。

要客观看待他人，学会疏导自己。应把世界看成是美好的，采取不同的观点来看待我们所生存的环境，这样才能促进心情好转而消除紧张。对他人期望不要过高，对自己也不可过分苛求，要学会自己疏导情绪，也要学会"屈服"于别人。能抛开不愉快的事情，保持心理平衡，对防治失眠有益。

⑰ 惊恐引起的失眠如何进行精神调养

人在受到惊恐后会导致夜惊症而引起失眠，多见于小儿和妇女。夜惊症多见于 4 ~ 12 岁的儿童，发生率 1% ~ 4%，男多于女，有遗传倾向。夜惊症发作频率一般为数日或数周 1 次，进入青春期后逐渐消失。另有研究显示，夜惊症也可能是脑发育迟缓所致。脑电图证明，夜惊症出现在入眠不久的深睡阶段，当时若唤醒尚能残存一些记忆，稍过则全然不知。

中医认为，"惊则气乱"，受惊吓之后，气机逆乱，神无所主；且"悲哀怒忧则心动"，心神不宁，神志错乱，导致不寐。《黄帝内经》记载，"恐则气下"，即恐惧伤肾，肾精受伤，不能上承心火，造成心肾不交，扰乱神明而致不寐。在正常情况下，惊恐虽能造成不寐，但需要有突然、强烈或长久的刺激，超过人体本身的正常的耐受能力，使人体气机紊乱，脏腑气血失调，才会导致失眠及其疾病的发生。

恐惧导致人的精神高度紧张，入眠困难，长期恐惧，会使患者出现心悸、气短、倦怠、遇事善惊、胆怯等症状。治疗恐惧引起的失眠，应采取心理疗法和药物治疗相结合的综合措施。

（1）鼓励患者多从事体力劳动及运动锻炼，多参加一些娱乐活动，使心情舒畅，精神放松，消除其恐惧心理。

（2）对因恐惧而严重失眠者，可给予镇静安眠药。如有入眠困难者，可选用作用较快的安眠药；如睡眠不深或易醒，可选用作用较慢而持久的药物。安眠药一般不宜长期单一使用，以防成瘾。

（3）如果长期因恐惧而失眠者，可配合天然药物治疗，以改善整体情况。

（4）可采用系统脱敏法，该疗法是由交互抑制发展起来的一种心理疗法，其原理是当患者面前出现焦虑和恐惧刺激的同时，施加与焦虑和恐惧相反的刺激，从而使患者逐渐消除焦虑与恐惧，不再对有害的刺激敏感而产生病理反应。实质上，它是通过一系列步骤，按照刺激强度由弱到强，由小到大逐渐训练患者的承受力、忍耐力，增加适应力，从而达到最后对真实体验不产生"过敏"反应，使身心健康达到正常的状态。

18 焦虑引起的失眠如何进行调养

患者的焦虑不仅导致失眠症，也是影响正常诊疗和疾病预后的一大障碍。因此，医务人员应根据患者焦虑产生的心理特点，采取各种措施予以消除或减轻，以保证取得良好的医疗效果。患者焦虑的产生因人而异，因此消除焦虑的方法也就不尽相同，如下可供参考。

（1）明确焦虑产生的原因：设法了解判明患者的焦虑原因，并采取适当的对策是首要的方法。

（2）使患者了解诊疗程序：患者对将要发生在身上的诊疗活动茫然无知，就会引起焦虑或加重焦虑。因此，使患者知道某种检查、治疗的必要性、可靠性、安全性等，将有助于消除焦虑。

（3）尊重患者的操作动机：在许可的范围内让患者做一些力所能及的活动，如照顾自己的日常活动等，可使患者减轻焦虑。

（4）消除患者的寂寞感：在医院环境里，患者不得不重新适应新的人际关系，而寂寞往往使他们过多考虑自己的疾病，医护人员主动与患者交往等，可产生积极的效果。

（5）使患者受到良好的对待：患者的焦虑常常是因担心是否能受到最好的和最正确的治疗而产生的。医务人员良好的技能、充分的信心、亲切的态度有助于此类患者消除焦虑。

（6）疏解患者的焦虑心理：合适的消遣活动可以减轻焦虑。鼓励患者可以通过阅读、听收音机、看电视、下棋、玩牌等分散注意力。

（7）使用药物解除焦虑：对患者不易缓解的焦虑，必要时可给予安定剂加以治疗，这种方法虽有效，但不宜作为首选和长期使用。

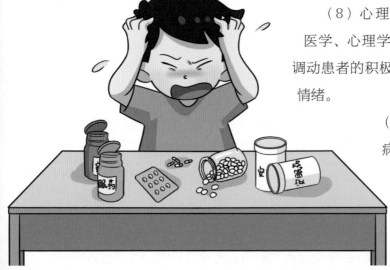

（8）心理治疗：在很多情况下，医学、心理学专家常能通过心理治疗调动患者的积极性，帮助患者克服焦虑情绪。

（9）治疗引起焦虑的疾病：前面提到有些焦虑反应是有关疾病的产物，要消除此类焦虑，当然要采取措施去治疗疾病本身。

19　如何正确对待失眠

　　失眠患者为了尽快入眠而焦急万分，但越是焦急越难以入眠，患者为了睡眠而做出了种种努力，却起到了完全相反的效果。患者应明确一点，应服从于睡眠自然过程，而不要强迫自己尽快入眠，应采取能睡多少就睡多少的态度。人只要没有特殊的病理性兴奋（如出现某些精神障碍），就会由于睡眠的本能，保证每天睡足 6 ～ 7 个小时。如果我们不去考虑睡不着的问题，则可能会较快较顺利地入眠。

　　失眠患者不管能否睡着，每天应保证 7 ～ 8 个小时的卧床时间，而且应按时起床，即不管睡着睡不着都要按时起床，进行正常的工作和娱乐。即使服用安眠药后不失眠了，也不要延长睡眠时间，否则会打乱正常的睡眠节律。

　　人在清醒状态时会有各种各样的心事，在睡着时才感觉不到忧愁和痛苦。所以人们也想尽可能地多睡觉，甚至想得到超过生理需要的睡眠。这是一种用睡眠来逃避现实的做法，人们一旦有了这种心理就会很容易因睡不着觉而痛苦。所以失眠的患者，对失眠应采取顺其自然的态度，保持正常的生活，适应外界事物的变化，认真工作。